New
window

新視野 77

真腰瘦！
你也能變正妹

蘇丹潔、譚志紋◎著

高寶書版集團

NW 新視野 077

真腰瘦！你也能變正妹

作　　者：蘇丹潔、譚志紋
總 編 輯：林秀禎
編　　輯：郭盈秀
出 版 者：英屬維京群島商高寶國際有限公司台灣分公司
　　　　　Global Group Holdings, Ltd.
地　　址：台北市內湖區洲子街88號3樓
網　　址：gobooks.com.tw
電　　話：(02) 27992788
E-mail：readers@gobooks.com.tw（讀者服務部）
　　　　　pr@gobooks.com.tw（公關諮詢部）
電　　傳：出版部 (02) 27990909　　行銷部 (02) 27993088
郵政劃撥：19394552
戶　　名：英屬維京群島商高寶國際有限公司台灣分公司
發　　行：希代多媒體書版股份有限公司/Printed in Taiwan
初版日期：2009 年8月

原著作名：減肥大王
原出版社：化學工業出版社
作　　者：蘇丹潔、譚志紋

本書經由化學工業出版社正式授權，同意經由高寶書版集團出版中文繁體版本。
非經書面同意，不得以任何形式任意複製、轉載

國家圖書館出版品預行編目資料

真腰瘦！你也能變正妹/蘇丹潔、譚志紋著 -- 初版.
　-- 臺北市：高寶國際，希代多媒體，2009.08
　　面；　公分. --（新視野；NW077）

ISBN 978-986-185-346-8(平裝)
　1.減重

411.94　　　　　　　　　　　　　　　98012634

〈推薦序〉

狂推！素人減肥！

大熊（《請你跟我這樣瘦》作者）

我是胖子，我要減肥！

身為資深的「快樂胖子」，畢生信條是「人怕出名不怕肥」。不管瘦身風潮如何狂吹，全家餐也不能少買一桶，但要趁夜黑風高時偷偷享用；拔河比賽努力拉，不過拿獎盃時別居功，切～又不是作文比賽第一名。胖歸胖，但是胖得很低調，這就是傳說中「恬恬吃三碗公」！

你說：「為什麼要低調？」不說你不知道！對胖子來說，大方展露自己的胖，並不是件容易的事。在社會眼光的龐大壓力下，在愛情市場的退貨現實下，百貨公司小姐衣服不給試穿，保個險還可能被退件，而且坐個飛機也要買兩個位置，連和人吵架時，最後也會被一句「死胖子」擊潰（因為胖是事實）。想想看，誰能胖得理直氣壯？

對於這般社會現實，我向來一笑置之，不願正面以對。誰知，天算不如人算，快樂胖子有顆玻璃心，分手後

體重先掉了 10 公斤，一年後還甩掉一個「林志玲」，總計
56 公斤消失無形。這一趟身心翻轉大改造的歷程，我這才
重新思索肥胖對人們的影響，以及肥胖者處於社會的種種情
狀。

　　是的。我們的環境對胖子極不友善，胖子的低調其來
有自，以自嘲為表象的心靈黑暗角落中，其實有著看不見的
自卑。但是，改變大環境是個大工程，胖子無力可回天，
何不先扭轉自己的小宇宙！先從善待自己的身體和心靈開
始。

　　天上地下，唯我獨尊。選擇自己想過的生活方式本是
天賦人權，要擁有什麼樣的身材更是決定在己。因此，所
有胖子國民啊！如果你無法胖得健康又快樂，就該開始行
動、力求改變。我們的小心翼翼並不會讓世界更美好，何
不勇敢大聲說出來：我是胖子，我要減肥！

最好的減肥方法就是適合自己

　　這樣的心情和決心，讓我開始減肥，也把減肥的過程寫
在部落格，最後竟也甩肉成功，還獲得意外的出書邀約。
以自身減肥的實戰經驗，分享健康減肥的方法，也為千萬個

胖子國民的權益發聲，這是我做過最有意義的事。（通常看到這裡都會掌聲鼓勵鼓勵！）

《真腰瘦！你也能變正妹》一書中的減肥素人，和我一樣也曾是分不清智愚美醜的芸芸眾生，浮沉在茫茫無涯的肥海之中。但在努力減肥改造後，和在部落格書寫經驗分享的過程中，找到了更美好的自己，也幫助更多人找到更健康而快樂的生活方式。我們何其幸運，都揭下了肥胖可怖的面具，發現它是最珍貴的生命禮物。

這群減肥美女最了不起的地方，在於願意把過去殺很大的胖胖照拿出來昭告天下，無私地分享減肥奮鬥過程的點滴，這可是比藝人還是醫生寫的「減肥書」還要精采！在她們平實真摯的文字當中，讓人心有同感、起而效法，因為，她們與生活中的我們一樣平易近人。

什麼是最好的減肥方法？其實就是最適合自己的減肥方法！本書的 8 位減肥美女，提供了多種實戰經驗，供所有的胖子國民參考使用，我相信，你也能從中找到最適合自己的一種！找到更自信快樂的自己！

（大熊，著有《請你跟我這樣瘦》與《瘦子想的跟你不一樣》，其部落格被譽為「甩肉力最強」的華文減肥網站。大熊連絡方式 www.wretch.cc/blog/bearwifelove，jimmycheng69@gmail.com）

真腰瘦 你也能變正妹

第五章　每個女孩子都是朵獨一無二的花
──減57公斤維持3年的美妍

第六章　　從臃腫的繭中輕盈蛻變
——1年減20.5公斤的筱筱

第七章　　即使流淚，也要堅持下去
——減掉31公斤的商婷

第八章　減肥沒有失敗的，除非你放棄
—— 減掉40公斤的旖旎

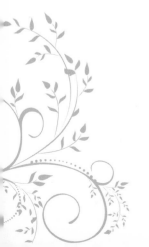

第一章

再堅持一下，你就能瘦！
——2個多月減16公斤的小賴賴

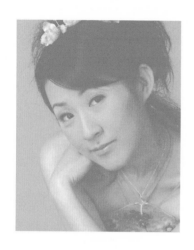
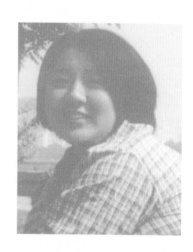

減肥後46公斤　　　　　　　　　減肥前80公斤

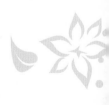

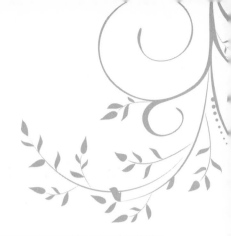

減肥美女小檔案

大名：小賴賴

身高：163公分

目前體重：46公斤

年　齡：24歲

減肥方法：控制飲食、規律運動、改變生活習慣

減肥歷程：2個多月

減肥成績：80 → 46公斤

減肥收穫：變自信，開朗，還認識一同減肥的好姐妹

減肥格言：再堅持一下，你就能瘦！

減肥，從改變體質開始

如果我的經驗，可以幫助很多減肥中的美女，我感到很開心！

悄悄地跟大家說，我國三畢業時的體重是 80 公斤！不可思議，我竟然容忍自己胖那麼多年。那時整個人比較消極，一直自欺欺人地忽視自己的外形，更別說是自信心！

此後，我的體重就在 60～80 公斤左右徘徊，2007 年體重直線上升至 75 公斤，於是開始了一次地獄式的減肥計畫。為期 3 個月。成果是 58 公斤告終，一共減了 17 公斤。2008 年過完年後，我一不留神，又復胖成 65 公斤！這對 163 公分的我來說真的夠胖了。

最鬱悶的是，因為我是典型的「扁身」，不像很多「圓身」的女性，即使吃多也不會顯胖。於是，我又開始減肥，發誓這回一定要減到標準體重才罷休！

多年來，試過林林總總減肥方法，從中了解到：只有從根本上改變體質，才能真正瘦下來；其中最重要的就是「控制食慾＋適量運動＋別大吃大喝」，以免增加身體負擔。

從 2008 年 2 月 17 日開始，當我開始循序漸進地記錄我

的減肥歷程時，督促著自己，代表開始真正走上瘦身的道路；堅持很重要，毅力真的是一點一點培養出來的。每當快堅持不下去時，看看那些鼓勵我的留言，就會非常感動，也更堅定自己的決心。現在 46 公斤的我很快樂，人也變得更自信，更開朗了！

兩個多月減下 16 公斤

實施減肥計畫 7 天後，到 2 月 24 日，我竟然減了 6 公斤；16 天後，減了整整 10 公斤；4 月 20 日，我已經突破 50 公斤，減到 49.5 公斤了！這曾經是我小學時的體重，而現在終於回到我的身上！

所有人都反對我繼續減肥，認為我已經達成目標。但現在，我卻更貪心地想再減下去。維持體重其實比減重更困難，在減肥的第三個月，我只下降 2 公斤，減得很慢；到了 5 月 11 日，體重計上顯示「46 公斤」。我捏自己，原來這不是夢，是真的！兩個多月來，竟減下 16 公斤！

想減肥，就要對自己狠一點！

具體而言，減肥就是要「節食＋運動」，最重要的就是「少吃」！

首先，我告別了米飯、麵食等主食；每天記錄飲食；聚餐盡量不參加！平常就吃些水果和蔬菜，很少吃零食，更別說甜食了！

其次，很多運動我都做不來；我能做的就只有呼啦圈、仰臥起坐、拖地和走路。因此，只要不是去太遠的地方，我都會走路；每天 400 下仰臥起坐，分兩次完成。

每次站在體重計上，哪怕只看到減少 0.25 公斤，或許過程是痛苦的，但我依然很快樂，感覺動力十足！因為我知道，勝利就在前方。由於以前的自己太沒定力了，所以體重總是反反覆覆，最後都以失敗告終；因此這次一定要維持在 50 公斤以下！

不過，就算要對自己狠，也是要有限度的。不要盲目地什麼都不吃，要根據自己的體質來！結合自身的特點，制訂符合自己的計畫。姐妹們加油！

讓我暴肥的 5 樣「禁品」

🍑 泡麵

泡麵可真方便，光是吃泡麵，就能吃出許多花樣來。記得我從小學開始，就吃了整整一個暑假的泡麵；因此小學畢業前，我就已經快 60 公斤了。

🍑 炸雞腿

這也是我學生時代的事情了。每天放學媽媽帶我回家時，總會經過一個市場，遠遠地就能聞到香噴噴的炸雞腿香味；媽媽知道我喜歡吃，每天都買給我，我在放學的路上吃完，回家後還照樣吃晚餐。這能不長胖嗎？

🍑 馬鈴薯

這是我超級愛吃的食物，無論是煎、炒、烹、炸等烹調方式。但我並不是把馬鈴薯當主食，而是當配菜，無形中又攝入了過多的澱粉。

🍑 奶茶

巧克力奶茶是我的最愛，但熱量也是出其地高。

🍑 雪糕冰棒

無論夏或冬，我都會吃，而且不是吃一根可以停下的。

吃飯快＋不運動→容易胖

另外，我覺得我長胖還和以下兩點有密切關係。

第一是「吃飯的速度」。普通一餐我只要 10 分鐘就可以解決，而姊姊卻要吃半個多小時；因此最明顯的對比是姐姐特別瘦，我胖胖的。所以，細嚼慢嚥很重要。

第二是「不愛運動」。我從小就很內向，尤其吃完飯更愛坐著不動，時間一久，腹部囤積了不少脂肪，大腿也日益粗壯。因此現在每用完餐後，我最少會站半個小時來幫助消化。

【甩肉食譜大公開】如何在兩個多月減掉 16 公斤？

項目	實行內容
早餐	蜂蜜水 1 杯、無糖燕麥片 1 小碗、脫脂牛奶 1 杯
午餐	冬瓜湯 1 碗、水煮或涼拌青菜 1 碗、蘇打餅乾 1 塊
下午	話梅 1 顆、綠茶 2 杯、蘋果 1 顆（切小塊，慢慢吃）
晚餐	柚子 1 塊、蒸魚肉 1 小口
運動	仰臥起坐 400 下、走路、拖地、搖呼啦圈

吃了卻不易胖的美食

🍑 紅豆湯：消腫瘦大腿＋去濕利水

通常我的作法是：「紅豆泡 24 小時，高壓鍋煮 10 分鐘」；冷卻後裝盒放進冰箱，每天熱一碗當作早餐，裡面什麼都不加，我覺得味道還可以，因為我喜歡紅豆。紅豆可消腫，具有瘦大腿的功效，我覺得這是讓我腿變細關鍵呢！

🍑 綠豆粥＋低鹽水煮蔬菜：高纖清腸

煮粥可以少放些米、多放點綠豆，這對減肥有不錯的功效。蔬菜最好用水煮的，盛盤前放一點點鹽即可，鹽太多反而容易積水浮腫；如果是炒菜，千萬不要太油！

如果覺得總是吃水煮青菜沒味道，這裡再推薦一道「豉

香蘑菇豆腐」，不但對胃，熱量也不高。作法很簡單，蘑菇、豆腐切塊，洋蔥切末，加少許油，爆香洋蔥，加入豆豉香辣醬，下蘑菇，炒勻，然後加豆腐塊，燜一下，加點鹽即可盛盤食用。

高纖早餐：美顏又瘦身

喝粥，最好不放糖，多放水。十穀粥、八寶粥、燕麥粥或白米綠豆粥都是不錯的。另外，脫脂牛奶也不錯，一杯喝下肚可以飽到中午都沒問題。如果覺得什麼佐料都不加的粥難以下嚥，那不妨嘗試我改良後的「雪花粥」。

「雪花粥」原料是米（大米、小米都可以）、蛋白一個、小蔬菜丁。先煮好粥，盛鍋前再加入蛋白和小蔬菜丁，撒點鹽，滴幾滴香油即可。蛋白含有豐富的胺基酸，卻沒有蛋黃的膽固醇和高熱量，所以這是一道美顏又瘦身的粥。

蘿蔔牛奶湯：強身補虛

這道湯品的作法如下：白蘿蔔洗淨切細絲，放入一些蝦米一起熬湯，煮沸後加牛奶、鹽，最後滴上一點點香油就行

了。湯做出來後顏色乳白，很鮮美，很香，女孩子吃了也
能補虛；還有，白蘿蔔中富含纖維，是減肥的好朋友。

減肥中適合解饞的零食

　　雖然是在減肥期間，但我偶而也會偷吃零食；不過，記
得選擇低熱量、低糖分的食品。

　　例如話梅、陳皮、山楂片（不能吃山楂糕）等，都是我
會選擇的零食，這些零食的味道不錯，有時候吃一點點解解
嘴饞是不錯的，也不會那麼容易發胖。

　　黑巧克力也是我的零食選擇之一；在所有巧克力中，黑
巧克力的含糖量和脂肪量是最低的。

　　此外，枸杞也是個很不錯的選擇。《本草綱目》記載，
枸杞能夠「久服堅筋骨，輕身不老，耐寒暑。補精氣不
足，養顏，肌膚變白，明目安神，令人長壽」。枸杞一年四
季都可以服用，還能明目，而且有點甜味，可以像葡萄乾一
樣當零食來吃，熱量又沒有葡萄乾那麼高。

　　然而，如果有時候很想吃餅乾等點心類食品時怎麼辦？
建議以蘇打餅乾代替，但千萬不能一次吃完，一次吃一、兩

片就要打住，不然體重計可是會誠實顯示的。

控制食慾 3 訣竅

常有人問我：「你減肥中不餓嗎？」說實話，完全不餓是不可能的；但並非不能忍受，通常只要自制力足夠，並不會讓人抓狂的。

那種很餓的感覺，在節食的頭兩個星期會比較明顯，因為身體還不適應，等過了那個階段後就好多了。我要說的是，萬事起頭難，只要堅持住，以後就漸入佳境！不過，每個人的體質和對體重的要求不一樣，所以也不一定要像我這樣發狠；只要每天少一點，累積下來就會很驚人。

因此，「控制食慾」成為相當重要的事情。這需要好好調整一下心態，想想自己為什麼要減肥，要怎麼減？多累積一些動力，然後就是確定日期、開始實施自己的計畫，一旦開始了，就要堅持下去。

如果不小心暴食了，也不要灰心喪氣，那樣很容易又走回以前失敗的狀態；要總結教訓，與其懊惱不如給自己鼓勵，維持平靜的心態，繼續走下去。

● 控制主餐的型態

　　就我的主餐而言，並不固定。我經常臨時改變飲食計畫，但要以健康為前提，清淡適宜，盡量少量多餐。例如我盡量不會在家裡吃晚餐，因為家裡的餐點誘惑機會比工作時還要大很多，桌子上總會有我喜歡吃的好東西，像是各種零食或巧克力；但我知道，不能大吃，不然就前功盡棄。

　　有時候，我會忍不住往嘴裡送進愛吃的火腿、餅乾等；但冷靜下來就知道，其實自己並不餓，只是饞蟲又在作祟了。於是擠了牙膏刷牙，又回到電腦前，拿一塊無糖薄荷片，放到嘴裡，這種清新的味道便讓食慾降低了一些，也讓我冷靜下來。減肥的路那麼辛苦、還那麼長，我絕對不能停下來。

● 調整對美食的態度

　　我們的生活，充斥著各式各樣的美食誘惑。有時我和媽媽外出時，她會買很多的炸物，以前我也很愛吃；但現在，我更願意看著她吃。我特別享受看著別人吃自己喜歡吃的東西的樣子，當然這也是他們喜歡吃的，例如給男朋友買巧克力、給奶奶買蛋塔、給媽媽買草莓聖代。

看別人吃東西也許是一種殘酷的煎熬，但我更願意把它看作是一種享受，享受著我心愛的人們吃著我給他們買的食物。所以家裡的零食，還是留給家人嘗嘗吧！

🍎 堅強自己的信念

雖然有時候會面臨到食慾的崩潰邊緣，但只要熬過最難熬的前半個月，之後就會好多了。如果經常「破戒」的話，就要加重運動量來彌補了，好讓脂肪不會在體內囤積。其實，最重要的是晚上的那頓餐點，雖然總是強調晚上少吃，可是能堅持下來的人太少了，不是家庭聚餐、就是和朋友見面等都一定會吃，而且吃的不少。建議晚上堅持不吃主食，這樣減肥也會有效果的。

> 遇到飯局時，該怎麼辦？
> 減肥期間，遇到飯局能推就推、能躲就躲。推不了的，吃素菜、清淡的，不喝飲料，不喝水或者喝茶，盡量吃得慢些！減肥期間，堅決抵制各種酒，紅酒稍微可以喝一些。

黑咖啡可加速新陳代謝

我是喝雀巢的，玻璃瓶的那種，不加糖和奶，事實證明不會發胖。其實喝這個主要是為了提神，因為晚上有時候會熬夜，白天就沒什麼精神。不過，黑咖啡可以加速新陳代謝，的確能夠加速減肥；但我不是空腹喝，一般是午餐之後才會喝。

不喜歡喝黑咖啡，又覺得白開水沒味道的女性朋友，建議可以喝健怡可樂，這種飲料基本上沒什麼熱量，但喝多了容易胃脹氣。只要不在晚上喝就不容易發胖。

在一群不減肥的朋友中減肥

曾有位網友說，只要她一減肥，就有朋友邀約出去吃飯；如果是她選地方的話，就會選擇以蒸煮料理為主的餐廳。有的餐廳每道菜都有熱量表，點菜時就選熱量最少的料理。記住，減肥就是要這樣精打細算的！如果是我，通常出去吃飯會選些沙拉、水果或蔬菜，不過盡量不要放沙拉醬，因為醬汁的熱量很高。

　　此外，有些同事很喜歡在上班時帶零食來吃，偶爾大家會一起分享。收下了又不想吃，不收又對不起同事的熱情，怎麼辦？

　　我所有的同事都知道我在減肥，她們給我的零食，一般我一律回絕。如果有太熱情的，像給我低熱量食品的，還特別跟我說只吃一塊不會發胖；一般而言，我就會收下，但不會吃，放進口袋，然後轉送給別人。

不小心大吃大喝怎麼辦？

　　在減肥的過程中，我也曾經暴飲暴食，尤其是減肥中的第一次生理期時，更是難以控制自己。檢視自己，其實並非因為餓，而是嘴饞。

　　應付大吃大喝關鍵是：不能因此而灰心，就索性大吃起來，惡性循環下去；要總結經驗、吸取教訓，多鼓勵自己！

　　當我大吃大喝後，帶著罪惡感，再看看其他姐妹們的減肥網路日記和成功經驗後，我對減肥的熱情又高漲起來——我一定要讓自己苗條！我要更嚴格要求自己，無論是不是生理期期間，都不能再通融自己！加油！

無贅肉運動法

● 仰臥起坐：緊實小腹

　　一開始減肥時，天天做 100 下仰臥起坐，早晨 50 下、晚上 50 下。這對於瘦肚子的效果是很明顯的，小腹會變得緊實，其實只要前幾天堅持下去，之後就習慣了。不需要一口氣做完，分 10 下或 20 下一組，每個動作要做到位，不然光做得快，效果也不會明顯；而且，隨著身體習慣現在的量，次數也要逐漸增加。

　　我一般做仰臥起坐的時候，都會伴隨著節食，這樣效果會更明顯。減肥一個月，運動也一個月，身子已經瘦了一圈，尤其小腹，很平坦，日子愈久效果就愈好。

　　想要消除肚子上的肥肉嗎？做仰臥起坐就對了！也許一開始不覺得，但經過一段時間節食和仰臥起坐的配合後，就會有成果！像我以前的褲子尺碼穿 30 的，現在穿 25 的，上衣逐漸從 XL 縮減到 M 號、S 號了。

　　建議一開始慢慢來，仰臥起坐從一開始的 100 下逐漸增加到 400 下，早晨 100 下，晚上 300 下，晚上的分 6 組，一組 50 下；不要一口氣做完，身體會受不了。此外，如果想

減肚子，最好不要吃冰品，因為吃太多冰涼的東西，容易會
跑出小肚子。

有氧運動：活絡全身

除了仰臥起坐外，我也會安排做有氧運動。當身體已
經習慣現在的進食量後，體重降到某個程度就不容易繼續下
降，因此就需要其他的運動加強一下效果。

看了其他女性朋友的減肥例子後，我覺得我的運動量算
是少很多了。於是，把每天早晚各50下的仰臥起坐變成每
天400下，搭配有氧運動，讓全身都動起來。

【明星教你瘦身】

蔡依林：邊看電視邊搖呼啦圈

蔡依林的瘦腰祕訣就是「猛搖呼啦圈」。她會邊看電視
邊搖呼啦圈，現在即使連續搖半小時，也不會掉落。

「我平時會注意運動，喜歡打保齡球、跳舞、做仰臥起
坐、搖呼啦圈；另外，我一直保持著一個非常好的習
慣，那就是晚上六點過後，就不吃任何東西。」但每
天早上，她會吃維生素 A、B、C 和鈣片，補足營養。

瘦腿＋瘦手臂的妙方

🍑 捶腿＋紅豆湯→瘦大腿

　　我現在大腿細了很多！絕對有效果的。雙手握拳捶腿，有一點點痛感為止。有些美眉其實不是胖，是水腫，暫時的水腫不會太久的，試試紅豆湯，利尿去水腫。我喝過一陣子的紅豆湯，再加上捶腿，效果確實不錯！

🍑 仰臥起坐＋拖地→瘦手臂

　　想瘦手指和手腕的話，握拳捶打大腿，手和腿一起瘦。如果想瘦手臂，做仰臥起坐的同時，手臂也跟著伸展；或是平日多擦地拖地，也能運動到手臂的肌肉。

把握生理期的黃金減肥期

　　自從我那一次生理期的大吃大喝後，便痛定思痛，擬出了計畫：生理期第 3 天起至結束，只能吃水果，堅決不能吃含糖食物。

　　生理期過後是減肥的的黃金期，請好好把握，建議可將

之前的食譜再精簡一些：多喝水，吃菜，堅決不吃主食、零食，盡量不碰碳水化合物類、高熱量和高脂肪等食物；多吃些營養豐富、可調理身體的食物，如紅棗等能補氣血的食材。

如果生理期期間不忌口的話，體重會增加得飛快，我就曾有這樣的經歷。後來我就比較節制，和減肥時吃的一樣，但吃一點補血的東西，就沒有復胖。此外，這時候盡量不要劇烈運動，可以做做像拖地板等不會太費工的運動，不要做仰臥起坐和搖呼啦圈。如果是體質比較不好的女性，建議別採取過於激進的減肥法。

平常心面對停滯期

減肥將近一個月後，我的停滯期來了，體重已經 6 天沒有動靜。雖然這是停滯期常見的現象，但當時我的心情很害怕，不知道到底還需要多長時間，才能順利度過這一關？我擔心體重就定格在這裡，好像是極限。那時候是我第一次覺得減肥的過程如此地困難。

但是，當我看到其他的一同減肥的女性朋友們都那麼有

潛力，有衝勁，這讓我又燃起了希望。之後，我吃的和平時一樣，還是那麼少；幾天過後，便又開始減輕了，我很高興！

停滯期的時候，當我看到體重數據維持不變時，就很想吃東西；偏偏吃了之後，又會有罪惡感。其實，這時候應該要保持良好的心態，如果吃了就吃了，但千萬不要再多吃，調整好心態；這段過程比較難熬，就當作是黎明前的黑暗吧！

停滯期老過不去的話，你還可以這樣安慰自己：停滯期愈長，減下來的體重就愈不容易回復。

消除便祕食材：木耳、韭菜

因為偶爾會吃一粒蘆薈膠囊，所以我沒有便祕的煩惱；但這畢竟是藥品，有可能為身體帶來傷害。木耳我也試過，但食療效果比較慢。

只要開始想上廁所，就會停藥；如果超過 3 天沒有排便，我會吃一粒膠囊。食物方面，香蕉對我沒什麼作用，但韭菜就很好，粗纖維能促進腸胃蠕動，很有效果。

　　每個人的體質不同，因此減肥方法也要因人而異。這裡鄭重提醒，我的方法不一定適合所有女性朋友；胃不好的朋友們，不需要特別忌口某些食物，也不要不吃，只要在飲食上做些改變即可，採取合理健康地吃，這樣也會有效果的。

讓氣色更紅潤：乾枸杞＋紅棗

　　其實我剛開始減肥時，氣色並不好，後來是身體習慣了，臉色逐漸恢復，精神也好多了。當然現在也稱不上好氣色，仍然帶有疲憊。媽媽就幫我準備了乾枸杞，要我每天吃一些，應該是為了使臉頰更紅潤吧！此外，建議可以吃些紅棗，但不要吃太甜的蜜棗。

　　我覺得，想要好氣色，就要吃得健康、吃得清淡，要先弄清楚自己的體質，究竟是什麼攝取過多而導致肥胖，建議可多從網路上尋找一些營養搭配的知識。我覺得料理吃得清淡些，就能夠減肥，因為現在的人總是在吃高油高熱量的食物，容易造成不健康的身體。最好把想吃的高熱量食物放到早晨時段吃，這樣白天就可以將此消化完。

減肥時，心情不好怎麼辦？

心情不好時，最好要發洩出來，不然壓抑著，會使身體愈來愈不好。我這次減肥，就在還剩 5 公斤，才能達到我苛刻的目標時，身邊反對的聲音開始高漲。那天，我在減肥日記中發了許多牢騷，緩解了一下我的心情，因為我天性比較樂觀，第二天，我又恢復過來，對我來說又是新的一天，繼續努力保持我的成果。我在心中告訴自己：我是幸福的，睡一覺，就什麼都好了。

有一個網友曾說，她倒是從來沒有放棄過，不過不知道自己離成功還有多遠；有時真的快要崩潰，但轉念一想，自己想要的是什麼？該做的是什麼？這麼做為了什麼？支撐我的是什麼？不能放棄，減肥是一輩子都要做的事！

也有朋友們說，連減肥都可以達到目標的人，只要想做事，還有什麼是做不到的呢？我也這麼想，所以會一直努力下去的。不管成功還有多遠，但總有那麼一天！

其實我也常處於快控制不住的邊緣。很多美食不能放開吃，總壓抑食慾，時間久了也會難過，但很快又會平靜。

節食減重成功後，怎麼恢復正常飲食？

曾有人說：「減得愈快，復胖得愈快」這我同意，所以飲食不能馬上恢復正常！節食減肥法至少要維持半年，給胃一個重新代謝的時間。讓胃習慣，也讓自己習慣，三餐清淡，不要暴飲暴食。最重要的不是吃了什麼，而是要節制地吃。

最近，我開始吃一些全麥麵包、粥之類的食物，肉也會吃些，但很少；每餐五分、六分飽就可以了，不然胃口會難受的。記得，不要馬上就恢復正常飲食，否則，體重會回復得很快。

節食法要堅持半年左右：3 個月減肥、3 個月維持體重。要讓胃從習慣到改變，最後達到體質的根本改變，也讓自己改變了飲食方式。體質改變了，新的飲食習慣也就養成了。其實維持的期間，可能會比減肥時還辛苦吧！

不過，想恢復飲食得慢慢來。體重肯定會回復一些的，要把這幾公斤的量先計畫出來，然後就會維持在一個水平上。我曾嘗試過用「一週的無糖減肥法」來維持體重，效果還可以。

最後的維持階段，也要對自己發「狠」

一路走來儘管辛苦，但覺得值得，終於進入最後的維持階段了。最重要的是，要告誡自己：一定要保持、保持！

【明星教你瘦身】

海莉貝瑞：無糖飲食法

身材火辣：平坦的小腹，柔美的肩部線條，充滿女性魅力的形體；最重要的是，她將這樣的身材保持得很好。

飲食祕訣：海莉貝瑞是糖尿病患者，因此她的飲食中絕不含任何糖分。專業教練建議她每天分5餐，並要達到5大飲食要素：

❶主菜應該是低脂的優良蛋白質

❷含有少量碳水化合物的食物（如米飯、地瓜）

❸每餐都要含5～10公克的纖維素

❹油脂攝取不可過量

❺每餐要加1杯無糖飲料（杜絕汽水），增加飽足感。

——摘自《ELLE》

　　說實在的，維持體重不容易，這可要找回我「狠」的狀態啊！以前減肥時就曾想過，維持體重的時候更不容易。就把想吃的東西、熱量高的，盡量放到早餐來吧！午餐清淡一些，晚餐還是選擇不吃油膩的東西和主食。

　　記住！不要找藉口去吃零食！在還沒達成目標之前，不要再受到蠱惑和干擾。要努力堅持，爭取最大的成功！自己給自己打氣！姐妹們，我們一起加油！

無糖減肥法：一週減下 1.5 ～ 2 公斤

　　5 月底時，我的體重總是來來回回地反覆，總想再加把勁，於是決定實施無糖減肥法，正好趁此時期補充些蛋白質，因為減肥期間，我對蛋白質的攝取不是很足夠，但糖分沒有少。於是，先從超市買了低脂優酪乳回來，先清腸，之後是無糖的一週。

實施原理

　　發胖的罪魁禍首是「葡萄糖」，而葡萄糖必須在「醣類」與「蛋白質」同時存在時才會產生。所以，如果不吃

蛋白質，只吃醣類是不會很胖的；不吃醣類，只吃蛋白質，也是不會胖的，雖然血糖會變低，但不至於昏倒。因為不是直接吃下「醣類」或「蛋白質」，不可能完全避免其中一項，葡萄糖還是會產生，但是會比之前產生的少很多。

🍑 具體做法

　　首先要分清兩個大項：蛋白質，醣類（包括澱粉類）。如果今天想吃飯（澱粉類），那就只能吃素，不能吃肉和蛋等含蛋白質食物，可以吃任何菜、糖、麵條什麼的。如果今天你想吃肉（蛋白質），那就只能吃各種肉類、雞蛋、豆製品等，配合各種蔬菜，但絕對不能吃糖和澱粉。

【無糖週第一天】

可食：肉、蛋、魚（動物性蛋白質）、豆製品、蔬菜

忌食：澱粉類食物、牛奶、各種水果

上午：200 毫升低脂優酪乳 1 杯（降低脂肪 50％）

中午：150 毫升黑咖啡 1 杯

下午：150 毫升低脂優酪乳 1 杯

傍晚：黃瓜 1 根

運動：步行 2 小時，拖地 1 次，晚上 10 點時仰臥起坐 300
　　　下、蹬腿 150 下

心得：這一天是清腸日。現在感覺不是太餓，下午 2 點多
　　　時，有餓的感覺，覺得今天路走太多，好累，其他
　　　還好。

【無糖週第二天】

早餐：水煮雞蛋的蛋白 1 份、煮排骨 1 小塊

午餐：涼拌三絲（白蘿蔔＋胡蘿蔔＋黃瓜）1 碗

晚餐：小排骨 1 塊、南瓜子 1 把

運動：仰臥起坐 400 下、拖地 2 次

心得：光吃蛋白質，東西的選擇性太少，像水果就不能吃，
　　　所以有點鬱悶，更別說米糕、麵包什麼的。不知道
　　　這對我有多少效果，還是在黑暗中繼續摸索吧！

【無糖週第三天】

早餐：小排骨 1 塊

午餐：生番茄 1 顆、白蘿蔔幾塊

下午：黑咖啡 1 杯、南瓜子 1 把

晚餐：生番茄 1 顆、白蘿蔔幾塊

運動：仰臥起坐 400 下、逛街 3 小時、拖地 3 次、蹬腿 150
　　　　下

心得：沒什麼不適，今天做了豆沙煎餃，不過我一口都沒
　　　　吃，因為不能吃醣類啊！但奶奶說料理的味道還不
　　　　錯。

【無糖週第四天】

早餐：水煮雞蛋的蛋白 1 份、番茄 1 顆

午餐：黑咖啡 1 杯（200 毫升）

晚餐：番茄 1 顆、蘿蔔 1 塊、瓜子 1 把

運動：仰臥起坐 400 下、走路 45 分鐘、拖地 2 次、床上蹬
　　　　腿 150 下

心得：等無糖週結束後，我要買很多很多水果回來，拿優酪
　　　　乳拌沙拉吃！

【無糖週第五天】

早餐：蛋白 1 份、番茄 1 顆

午餐：醋拌黃瓜蘿蔔絲、肉絲炒豆莢，飯後喝了150毫升的
　　　黑咖啡

晚餐：小番茄2顆、南瓜子1小把

運動：仰臥起坐400下、拖地3次、蹬腿150下

心得：我的無糖週試驗又遭到家人強烈反對。一直說我
　　　都不吃菜，但我不是不吃，而是媽媽每次都買花生
　　　油，光看著那炒出來油亮的菜盤，我怎麼敢動筷
　　　子？不知道為何，今天沒吃太多東西，竟然排便3
　　　次，也許是蘿蔔的功效，心情還不錯。

【無糖週第六天】

早餐：黃瓜1根、火腿肉1片

午餐：肉絲炒韭菜、黃瓜拌白蘿蔔絲

下午：黑咖啡200毫升、白瓜子1把

晚餐：番茄1顆、肉末炒豌豆一些

心得：明天是無糖週的最後一天。不過我估計不會再減
　　　重，似乎又碰到停滯期。今天違規了，剛剛吃了一
　　　顆鹹話梅。

【無糖週第七天】

早餐： 肉 1 片、番茄 1 顆

午餐： 基本上沒吃，喝了杯黑咖啡

晚餐： 瘦肉炒豌豆、煎蛋半份、番茄 1 顆、蘿蔔 1 小段

零食： 奶油餅乾條、紅薯乾 1 袋，黑咖啡一杯

心得： 因為工作上的事情，心情不好，很煩躁！所以晚餐沒
　　　　按規矩吃。

實施效果

　　減了 1.9 公斤。體重就差不多這樣，減的不多。我覺得
無糖法還是有效果的，何況我並不是實行地很徹底，每天
吃的肉都有肥的部位，要是盡量吃瘦肉，那效果或許會更
好。

總結

　　我試了無糖法後，覺得有效，但這畢竟不是長久之計，
人不可能一輩子不吃糖。只要恢復了糖和澱粉的攝取，體
重又會回來。坊間的減肥方法實在太多了，不見得每個都
適合自己。

　　無糖法適合需要臨時變瘦的女性朋友，如拍婚紗照前。

三餐正常，也可以減肥

　　其實三餐正常，也可以減肥。營養要豐富，平常吃點零食也可以，因為重點不是吃了什麼，而是不能吃多。以下舉一些例子。

早餐：豆漿、脫脂牛奶、原味優酪乳、煮雞蛋、燕麥片、蘋果、不放鹵素的豆腐腦等，很多選擇。尤其是粥，用雜糧做的，不放白米。

午餐：各種蔬菜、瘦肉都可以。不吃太油的、太肥的。主食的份量減半或者不吃。

晚餐：水果、黃瓜、番茄，或者涼拌菜，減肥又爽口，自己做更放心。

減肥要因人而異，找對方式最重要

　　我從小體質好，如果各位女性朋友的體質不好，不要使

用太極端的方法，建議採取溫和的方式，讓身體適應。只要能夠堅持下去，就會成功的！其中最重要的一點，就是要根據「自己的體質」進行健康減肥。

大學時，我們幾個姐妹都去嘗試一種藥，很便宜，也算是違禁藥品，一般大藥局都不賣的，從某間小藥房買得到，一天一片，副作用滿大的，心悸、失眠、心律不整等症狀。後來其中一個女生吃藥一段時間後，有一天在家裡突然休克，一個小時才緩和並醒了過來，家裡正好都沒人。

事後想想令人害怕，萬一沒醒過來可怎麼辦？打從那天起，大家就把藥全扔了，沒人再敢胡亂吃藥了。那時候我們的膽子都滿大的，拿自己的身體做賭注，就是希望瘦那麼一點點。

至於節食，我屬於從小就結實健康的那種，除了有些體寒之外，精神都很好。我可能是習慣吃這麼少，身體還可以，精力也行；雖然也有累的時候，比如說上樓時腿會有些酸。其實，我也不是很有毅力的人，這次不知哪來這麼大動力，決心要減肥。至於一些身體的小毛病，我胖的時候也有低血糖，現在情況似乎差不多。此外，我在停滯期之前心悸了兩天，之後好像平衡了一些，精神也不疲乏了。

其實，少吃一些就好，只要細嚼慢嚥，總能看到收穫的。

細嚼慢嚥好處多

原來我也是吃飯超快的那種，但我花一個月時間改過來了。現在的我，一個蘋果啃半個小時，食量吃得比以前少多了。

🍑 減少胃的負擔，減少轉化為脂肪的機率

口腔是人體第一個消化的地方，如果吃得太快，食物都沒有充分嚼爛，消化的負擔就會全部交給胃，加重胃的負擔；而且食物在胃裡的時間過長，有些東西會直接轉化為脂肪。如果能夠嚼爛再吞下的話，胃會更完善地分解那些東西、消化與代謝，想胖都難。

🍑 產生飽足感，減少食量

如果將食物嚼爛後吞下，那樣會貼著胃壁下去，一般胃壁貼滿後就會產生飽足的感覺，而大口整塊吞的話就很難會有飽足感，所以嚼爛後吞下對減少食量有絕對意義。

🍎 避免「一吃起來就停不下來」

咀嚼得愈快，我們的攝食中樞神經就會更加興奮，即一般常說的「一吃起來就停不下來」，所以千萬不能讓它興奮起來，而最好的方法就是細嚼慢嚥。

相信自己，全力以赴，堅持到底

一開始減肥，我的同事們也都要減肥；然而兩個多月後，到今天堅持下來的沒剩幾個了，她們都覺得太痛苦了，最重要的是無法抵擋美食的誘惑。現在問我當時苦不苦？我倒不覺得有多苦。我想，是因為我現在心中的欣喜大於那些痛苦吧！

仔細回想，我的確付出了很多，不過也收穫了很多，所謂一分耕耘一分收穫，世界上哪有隨隨便便成功的事情。減肥和人生一樣，總是有牽絆和挫折，總是不要停下向前行的腳步，而最終總會達到我們所期望的結果！

小賴賴致讀者：再堅持一下，你就能瘦

其實，我也不是個有毅力的人，也有控制不住的時候，但我是個非常倔強的人，一旦我下定決心，任憑別人怎麼說，我都會堅持下去。不過，我的作法實在是太苛刻了，身體不好的美女們，可能容易暈眩的。

其實，只要每天定食定量、合理安排就好，不要把所有的零食一天內吃掉，注意蛋白質、碳水化合物等營養的攝取比例。慢慢來，細水長流對身體好！一定會瘦下來的！

我的經驗就是：只要堅持，誰都能做到！各位美女們也加油哦！不要對沒有做過的事情說沒有意義。你可以不像我一樣，採用激進的方法，只要控制好每天的飯量，減少一點，逐漸地效果就出來了！最重要的是堅持！

親愛的美女們，世界上沒有胖女人的，我們都能夠變苗條！只要把「堅持」當作一種習慣，就能改變體型和體質！只要你願意，你就絕對做得到！我們不能再混日子了，讓青春在肥胖中消耗；要努力下去，迎接一個美好的未來！

記住，再堅持一下，你就能瘦！

小賴賴快速減肥的祕訣：新陳代謝

除了控制熱量攝取之外，小賴賴能在這麼短的時間內成功瘦下，關鍵在於她能非常有效地提升自己的基礎代謝率，讓脂肪燃燒得更快。她的主要方法如下：

❶走路：一般去不太遠的地方都是走路，透過有氧運動提高代謝率。

❷運動：堅持早上 100 下、晚上 300 下仰臥起坐，透過持續運動提升代謝率。小賴賴的運動是循序漸進的，從最初的 100 下到後來 400 下，逐漸加量，身體就不會抗議。

❸慎選飲品：黑咖啡、綠茶、生薑紅茶、檸檬紅茶、檸檬綠茶是小賴賴減肥中的常見飲品，這些都是能大大提高代謝速度的祕密法寶。

❹善用生理期：利用生理期的規律，在月經過後的黃金期加強減肥強度，這時候新陳代謝各項機能都較活躍，減肥也事半功倍。

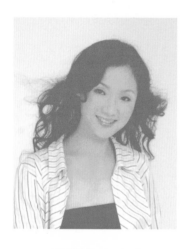

第二章

健康減肥　窈窕一生！

——減18公斤並維持8年的小狐狸

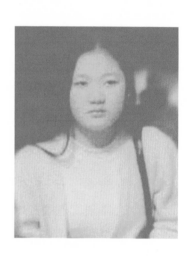

減肥後48公斤

減肥前66公斤

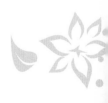

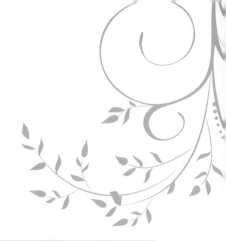

減肥美女小檔案

大名：小狐狸

身高：165公分

目前體重：47.5～49公斤

年齡：29歲

減肥方法：少吃油膩食物，睡前5小時內不吃

減肥歷程：2年半

減肥成績：66 → 48公斤，維持至今8年

減肥收穫：減肥讓我變得自信，覺得生活多采多姿

減肥格言：用心經營我的減肥事業，就是要一個苗條
　　　　　的自己！

「無痛苦」減肥法

自從減肥成功後，我這樣的體重已經維持了 8 年，至今未曾復胖過。減肥成功後，我一天飲食情況如下：

● 早餐吃得飽

早餐是我一天中吃得最飽的一頓，它通常可以讓我在不吃中飯的情況下，還能維持飽足的感覺到下午三點。早餐吃以下 A 式或 B 式早餐。

A 中式：1 個煎餅（上海煎餅不怎麼油，是一種放在平底鍋上，用麵粉和一種薄刮片刮出來的麵餅，包榨菜，塗點甜麵醬就能吃）、1 杯全脂鮮奶 250 毫升、1 個水煮蛋。

B 西式：2 個羊角麵包、1 塊蛋糕或 2 個水煮蛋、1 杯全脂鮮奶 250 毫升。

● 中餐七分飽

我們公司可以自己帶飯盒，所以我都是帶 4 湯匙米飯，帶一些菜，葷素都有，但是不能有油。

🍎 晚飯少吃些

　　我的晚餐通常是 2 湯匙米飯，一些素菜，1 塊魚。我有幾個必須堅持的原則：

❶我減肥不戒冰淇淋、巧克力和速食，但是平均一個月這些食物只能任選一樣吃一次。

❷下午四點後，我不再吃任何零食，除了水果、柚子蜜茶、蜂蜜水。

❸吃過晚飯，一定要等 5 小時後才去睡覺。

❹每週有雙休日時，會有一天做清腸工作，只喝水，吃水果（以蘋果、葡萄為主）。那天一定是我運動量最少，待在家裡什麼都不做的時候。不過這天不容易堅持，因為我平時要上班，媽媽怕我營養不夠，不讓我清腸，只有雙休週可以，可是有時候也要讀書或出去玩，所以我也會偷點懶，有時候兩星期做一次清腸。

❺早餐要吃好。我找過我早餐吃得多的原因，主要是因為我晚餐吃得少，而且又一定要等到全部消化掉才肯去睡覺，所以我早上醒來特別容易覺得肚子餓，但吃到七分飽就作罷。我同意減少飯量使胃變小的說法，但一定要慢慢來，不然胃會壞掉的。

❻對於減肥的停滯期，不要太過在意，如果覺得自己體重老是無法下降，那麼就試試一段時間不要去量體重，也許不經意間，那段難熬的時間就過去了，等下次再量的時候，體重已經不知不覺地下降了呢！

減肥前，全班只有我買不到合適的演出服

或許大家聽了我的兩則故事，就明白我為什麼要減肥了。兩則故事都是發生在我讀書時，當時媽媽在進修，讓外公和外婆照顧我，正是我最胖的時候。媽媽回來後都不認識我了。胖的時候我有自卑感，覺得自己穿什麼都不好看，做什麼都不舒服，最好把自己藏在角落裡。

一次學校體育課，800公尺耐力跑是當時我最害怕的體育項目，由於當時比較胖，幾乎所有的體育項目都是勉強及格，而800公尺是我怎麼努力都無法完成的項目，因此依照慣例，我提交了醫院出具的免修課證明。當時體育老師告訴我：「你這樣以後怎麼辦？800公尺耐力跑可以鍛鍊你的腿部肌肉，將你的腿部肌肉訓練得修長有型，你再不好好鍛鍊，以後只會比現在更胖啊……」

如果說第一個故事讓我開始認識到自己真的很胖了，那麼第二個故事就真的讓我認識到減肥的重要性。

學校裡會有很多的集體活動，那年我們班想組織一次大合唱，我們統一購買演出服。當我報上了我的裙子尺寸後，全班竟然只有我買不到合適的裙子。雖然後來能幹的外婆知道了這件事情，幫我親手縫製了一條一模一樣的裙子，讓我可以參加這次活動，但是從這次事件後，我就開始正視自己的體重，並注意自己的飲食習慣。

宵夜是我發胖的罪魁禍首

我的體質是吃得多就會胖，而我最喜歡外婆做的菜，這也是我胖的原因之一。不吃會被罵，所以就乖乖吃了，結果就變胖了；現在如果我不控制飲食，還是會胖的。我希望自己維持現在這個樣子，所以我嚴格控制我的飲食。因此，自從減肥開始，我堅決不吃宵夜，而且晚上也不喝牛奶。

8 年不復胖的飲食祕密

🍑 小狐狸的維持食譜

只要沒有應酬，我一天三餐一般都很簡單，只是具體的料理變一變。應酬時不吃實在不像話，所以，我都以七分飽為限，回家晚點睡覺。維持說難也不難，有很多小竅門，喝普洱茶就是其中一種。一般來說，我每天大概是這樣吃的：

早上：50 公克麵包，1 杯牛奶，1 顆蘋果，1 顆蛋

上午：2 大杯普洱茶

中午：4 湯匙米飯，自己做的幾口家常菜

下午：2 大杯普洱茶

晚上：1 碗自己煲的湯（油盡量少，如鯽魚湯），2 湯匙米
　　　飯，2 杯淡蜂蜜水

運動：一天累計走 2 小時路

🍈 從未大吃大喝過

我沒有大吃過，晚上如果在外面吃多了，就散步回家。我個人覺得用我這個方法久了之後，就不會覺得肚子

餓，除了早上起床會因為晚上沒有吃什麼東西而覺得肚子餓外，其他時間我都覺得自己滿飽的。

喝很多蜂蜜水會不會胖？

我是非常喜歡喝水的，但是減肥時一般比較常喝話梅泡水，蜂蜜水或柚子蜜茶是在減肥中後期和維持期時喝的。現在我下班到家晚上七點半，喝一杯優酪乳後，會泡上一大杯柚子蜜茶。

最近我計算過泡柚子蜜茶的量，以 690 毫升的杯子來說，將茶杯底部鋪上大約 2 公釐厚的柚子蜜，然後泡上 500 毫升的溫水，喝完一半後再加入一些溫水，直到睡覺前將泡淡的柚子蜜渣一起吃完後刷牙睡覺。

我也常聽說很多姐妹們晚上喝多了水，第二天會水腫，我媽媽也是這個體質，但是我卻不是，可能我的腎臟比較好吧，反正我從來沒有因為晚上多喝水，第二天身體浮腫過。如果是容易浮腫的美女，可以食用冬瓜煲湯，加點薏仁，這兩樣都是利水消腫的。

油多的菜我不碰

我吃的菜都不油，油多的我就不碰，我的胃不允許我吃油膩食物。

要家人認同不吃油膩菜餚是比較難的，我也是抗爭了很久，以前外婆和我們住一起的時候，煮的菜都很油，所以我就忍住不吃看得到油的那些菜，單喝湯；後來媽媽問我原因，我說菜太油了，吃不下。

我個人覺得，姐妹們如果覺得媽媽煮的菜太油，可以嘗試告訴媽媽，注意語氣態度，告訴媽媽自己的喜好。比如說喜歡吃水煮的蔬菜，不要用炒的，喜歡吃清蒸的食物，就行啦，媽媽也一定很樂意煮給你們吃的。

菊花＋普洱茶→刮脂又去火

減肥期間，吃飯時多喝湯，如果吃油膩食物，就多喝綠茶，吃些能清油脂、清腸胃的高纖蔬菜。像我喜歡吃酸的東西，會用話梅泡水喝，或吃西瓜、蘋果、葡萄、柚子。柚子是強鹼食品，有助於體質變得不易胖，且熱量也不高。

另外，減肥的美女們也要注意，不要老是讓自己去想肚子餓的事情，餓的時候找一些自己感興趣的事情做，或多喝茶，這樣既有利於減肥，又有利於調理自己的皮膚。

以我為例，我是將乾菊花和普洱茶一起泡，沖一大瓶濃茶，喝的時候，再加一點白開水或熱水，這樣味道不會太苦，而且通常一天喝下來，茶還是會很有味道，而且還能去火和消除脂肪。

吃了零食，照樣能減肥

零食、特別是甜食，一直是我很喜歡的食物，減肥前只要有現成的，就一定要吃光才會罷手；我想，胖總是有原因的吧！現在對這些東西，我也比較有節制，吃得不那麼頻繁。

🍅 控制零食量

減肥前我一次可以吃掉兩大包洋芋片；減肥後，洋芋片一般是一到兩星期一大包，而且一定是下午四點前吃，超過四點就不吃零食了，嘴饞了就吃水果。

　　榛果仁巧克力是我最喜歡的，我每次都吃一小塊。我喜歡吃甜食，但我只挑自己最喜歡的來吃，選擇的範圍小了，自然能吃到的東西也少了，慢慢地就戒掉了吃零食的習慣。唯有挑食，才能減肥。

吃零食分批分量

　　另外，吃零食也要分批分量，不要一下子猛吃，吃零食是為了解饞。建議美女們自己和自己做個小交易，想大吃大喝時，就對自己說，今天只吃一塊巧克力，或者吃半包洋芋片，但是不能猛吃。有時，我自己也覺得減肥是挑戰自己意志的最好方法。

小狐狸的獨家零食維持身材法

　　我做了一個零食表，這是我自己不斷摸索後，總結出來的一個既能解饞、又能維持身材的小竅門。減肥時，吃東西一定要定時定量，還要既精細又細緻；因此定下零食表後，所有的同學聚會、公司聚餐，我都只吃這幾樣東西。雖然常常被大家說挑食，食物選擇的範圍小了，但是因為吃

到的東西也少了，進而也幫我控制了零食量。

首先，我把我喜歡的零食，按照大類列出品牌和口味，各挑選我最喜歡的一種口味變成一張零食表。我的零食表如下：

零食名稱	食用數量及頻率	基本原則
原味薯片	1/12 袋	超過下午四點堅決不吃零食
黑巧克力	1 小塊	
Haagen-Dazs 冰淇淋	1 種口味／天，間隔＞2 天	嘴饞就吃水果；除了零食表上的零食，其他都不吃；家裡不能採購囤放過多的零食；零食表也可變動，但每次變動必須一增一減
雙層吉士漢堡	一個月一次	
煮瓜子	1/12 袋	

如何克制很想吃東西的衝動？

這個時候我通常選擇「喝水」。肚子餓時我會選擇大量喝水，其實這個方法也不好，所以我覺得可以改進一下，肚子餓時，建議不要馬上吃澱粉類的主食，也不要吃肉，先喝湯，吃點蔬菜。關鍵是一定要堅持，我減肥中沒有大吃大喝的狀況，最多吃得和中午的七分飽差不多。

我也有很想吃甜食的時候，這時我會選擇吃話梅，我家

裡有兩種口味的話梅，一種是極酸極鹹的話梅，用來泡水喝；一種是甜甜酸酸的話梅。當我覺得想吃甜的東西時，我就會吃一顆話梅，再泡上一杯話梅水，然後就是分散注意力，看我喜歡的電視，或上網玩遊戲。總之，度過了這段餓的時間，或者撐到吃飯時間，定時定量地吃三餐就行了。

減肥時，吃東西要吃得精簡，盡量吃得精緻一些，不是餓得實在受不了或確實是到了應該吃飯的時間才吃東西，這樣慢慢地就會控制住自己的胃口了。很多人都會因為心情不好就大吃大喝，這樣也不好，因為心情不好時，大吃更不利於消化，容易囤積脂肪。心情不好可以去做自己喜歡的事情、去沒去過的地方走走，既分散注意力，又可以達到運動的作用。

嘴饞時，可以吃水果，不過有的水果糖分含量多，可能容易導致發胖，所以要有選擇，例如蘋果、柚子都是比較不易發胖的水果，但是西瓜、香蕉熱量就較高，所以要有選擇性地吃。

過節時，通常親戚朋友都會聚在一起吃飯，我就會抵擋不住外婆煮的菜。但是為了減肥，還是要控制飲食的，建

議冬天要減肥的美女可以採用這種方法：吃飯前先喝一碗熱湯，既養胃又增加飽足感；再吃蔬菜、豆製品和魚；最後吃肉，肉類食品還是不要多吃；如果吃完上面的食物已經覺得有七分飽了，那麼就不要再吃米飯了，如果覺得還沒有到七分飽，那麼建議再吃 1 ～ 2 湯匙的米飯，喝點湯。

減肥時也能享受鮮美肉品

由於我的減肥一點都不痛苦，也不會因拒絕很多美食而感到煎熬，只要在量的方面有控制，不吃肥膩的，少吃燒烤，就可以輕鬆吃肉。具體來說，我對肉類食品的控制是這樣的：

❶豬肉，例如大排骨，一天一塊，分成兩頓食用，中餐半塊，晚餐半塊。

❷牛肉，我家牛肉都是熬湯食用或者做醬牛肉，一頓吃 1 ～ 2 塊。

❸羊肉，除了出去吃火鍋，家裡都不太吃羊肉。

❹魚肉，我很喜歡吃魚，而且這也是所有肉類中最不易胖又有營養的肉種，所以通常都吃得比較多，中餐有時可以

吃一整條不到 0.5 公斤的魚，晚餐吃半條。

❺雞肉，一般大小為寬 1.5 公分、厚 3 公分、長 6 公分的肉塊，大概一頓吃 3 ～ 4 塊。

生理期飲食控制法

我生理期中的食慾和平時一樣，並沒有很想吃東西，大概是因為我一直都採用這樣的飲食方法，所以長時間下來已經養成一種習慣了。我現在除了早上睡醒會覺得肚子很餓，其他時間都覺得很飽。

例假時最好不要清腸，這樣會頭暈，但是例假時飲食還是要控制的，還要忌食冰冷的食物。而生理期剛開始時會想要吃東西，最好是軟軟的、甜甜的食物，那時候我吃得最多的就是香蕉，但是香蕉的熱量高，適合冬天吃，所以夏天就吃橘子、西瓜，現在還會喝自己調製的水果優酪乳，都是營養又能吃飽的食物。

建議這個時期的美女們多喝點粥，可以做些好喝又甜甜的水果粥，不但可以養顏、還能夠瘦身。

走路是最簡單的減肥運動

我非常不喜歡運動，但我喜歡走路，能走路到的地方，我都用走的，這從一定意義上也彌補了我缺乏運動的狀態。

我減肥的時候並不是每天運動的，記得那個時候流行跳舞毯，我大概一個星期會在家裡跳一次，每次跳 1～2 小時。現在的我也不是每天運動，一是沒時間，二是實在沒有耐性。

但是有幾樣活動，我會參加的。冬天時，我一個星期會去打一次羽毛球（2 小時左右）；夏天時，一個星期去游泳一次，每次大概 1 小時，這個是我最喜歡的運動了，泡在水裡我就開心。

如果上班走路需要半小時左右的時間，我會建議大家走路上班，因為這是最簡單的減肥運動。

我現在的腿比減肥前還細，但是我自己覺得還是滿粗的，所以我現在也在想辦法。可是好像除了按摩、運動，沒有什麼特殊的辦法可以減局部的脂肪；所以，我有在考慮加強自己的運動強度。

胃不好，怎麼減肥？

我的胃主要是胃動力不足，所以常常是不能吃太飽、吃得太油，一旦吃得太飽或太油就會胃脹，一定要餓一頓才會好些，這對於我的減肥過程來說，是比較有利的，因此讓我可以常常保持七分飽的狀態。

但是其他姐妹們可能就沒有那麼有利的條件，只有靠慢慢地減少食量，來讓胃變小，讓胃慢慢地適應這樣的改變。

胃真的比較脆弱的人，還可以用「少量多餐」的方法，多吃幾次，一次只吃少許，讓胃不至於空太久，但進食總量不增，也是能減肥的。

就算是冬天，也能控制食慾

冬天真的是減肥期間最大的停滯期，雖然保持一定的食物攝入量，但還是沒有體重下降的趨勢，而且就算有運動也不見得可以出汗，因為實在太冷了。很多女生到了冬天會變胖一些。我減肥前也是一到夏天就狂出汗，冬天因為怕冷就拚命吃東西，一般冬天要比夏天胖 10 公斤左右。

【明星教你瘦身】

珍妮佛·安妮斯頓：每天分 6 餐

經歷離婚陰霾的安妮斯頓並沒有靠暴飲暴食來舐舐傷口。相反地，堅強的她把身材保持得很好，她健美的體型，性感的線條，令很多人羨慕。

飲食祕訣：她嘗試的是由 Barry Sears 博士發明的 Zone 飲食法，每天的飲食講究合理的比例，40％的碳水化合物，30％的蛋白質，30％的水。只有嚴格遵照這個比例，人體才會有效地燃燒脂肪。

飲食三步驟：

❶多吃水果和低澱粉類蔬菜（停止吃香蕉和馬鈴薯）

❷多吃優質蛋白

❸每天分 6 小餐飲食

這種作法是為了使人體的新陳代謝一刻也不停息，不停地燃燒熱量。

——摘自《ELLE》

　　讀書時，雖然冬天的學校非常冷，但是上課時也不能帶零食去，因此只有寒假期間是體重飛快飆升的時候。記得那個時候，每到寒假我都會泡杯熱水，在水裡加上一些蜂蜜，或者泡上幾顆話梅，多喝點水既不會覺得肚子餓，又有利於排尿排毒。現在開始工作了，常常都是待在冷氣房裡，怕冷的感覺消失了，再加上合理控制飲食，所以我現在已經沒有這樣的煩惱了，但還是建議美女們，如果怕冷的話，可以一直捧杯熱水，泡些話梅，或者加些蜂蜜，只要有點甜味就可以，冷了或者覺得嘴饞就喝一口，這樣除了多跑廁所外，也會讓你減少飢餓感。

　　當戰勝了寒冷後，接著就是要戰勝食慾，在這裡我先把自己冬天控制食慾時，曾一直告訴自己的兩句話也告訴大家：「不餓的時候不要吃東西」、「冷不是想吃東西的藉口」。減肥有時候也是需要挑戰意志力的。

　　此外，很多美女在冬天由於怕冷，不願意吃水果，但我覺得冬天可以選擇一些軟性的水果，準備一些常溫存放的優酪乳，冬天嘴饞時可以考慮適量吃些。

慢慢減少食量，成為個人習慣

　　想要讓減少食量成為自動自發的個人習慣，首先就要先瞭解自己胖的原因。我不是從小就開始胖的，小時候在外婆家，外婆覺得不把我養得白白胖胖一點，我媽會怪她失職，所以外婆就不顧我胃的反對，拚命讓我吃東西；因此對那時的我來說，減少食量就是最關鍵的。

　　減少食量是一個過程，我是經過了「減→少→不吃」三個階段。

　　「減」的階段比較痛苦，是指在每日的大食量中，把不是必需的都減掉。我是從零食和宵夜開始，那個時候就算復習到凌晨，我也可以不吃任何東西，也就是從那時候開始，我養成了喝話梅泡水的習慣。

　　減的同時還拒絕油脂的攝入量，只要讓我看到菜碗裡有油水飄著，我就不吃了，每天早上出門時媽媽都會問，今天想吃什麼菜？我一定選清淡的素菜，葷菜也盡量選擇清蒸的製作方法；或者問今天想吃什麼，我也一定會說白粥。這個習慣維持到現在，還讓我的家人總對外宣稱我最喜歡喝粥和吃流質食物。

　　「少」的階段是指對必要的食物減少食用的數量。拿我來說，我喜歡喝湯，一頓飯我可以喝掉一大鍋湯（500毫升），減肥時期就要減少一半的量，如果實在不想減少就減少其他菜量，甚至減少飯量。

　　「不吃」的階段，主要是針對晚餐的，減少晚餐的量對減肥的美女來說是最好、最有效的方法。減肥最初，我每天晚餐吃小半碗的米飯，減肥中期減少到2湯匙，減肥後期我晚餐時已經不再正式吃飯，改以優酪乳2～3小杯充當晚飯，會在臨睡之前的8～9小時進食水果（以蘋果、葡萄、柚子等為主，1～2根香蕉為輔）。

午餐最好只吃七分飽

　　每個人每個減肥階段的七分飽感覺是不一樣的，所以我把七分飽這個概念總結為吃4～6口，按嘴巴容量的大小，大的4口，小的6口，就會有點飽了的感覺，也就是說基本上消除了很餓的狀態，只是有點餓的狀態。其實這個概念就是馬斯洛「人的需求理論」演化而來的。

　　所以，想吃七分飽，就需要堅持下去，甚至需要每天三

餐定時定量，這也就是相當於有了一個自我約束的制度，制度定了就不能輕易改變，必須嚴格遵守。減肥也是一項遵守制度的活動。那麼，這個制度怎麼定，怎麼執行？

我是這樣做的，先問自己想不想減肥，然後列出自己喜歡吃的零食大類和一些品牌，最後選出幾樣最喜歡的牌子和口味，定好三餐的時間、水果和零食的食用時間、睡覺時間及其他細節。於是，我就列出了一張零食表和一張時刻表。

除了根據時刻表進食，根據零食表選擇可以吃的零食外，還要注意吃飯時的習慣，而我是這樣做的：吃飯前先喝一碗熱湯，再吃蔬菜、豆製品和魚，最後吃肉，肉類食品還是要少吃。吃飯的速度一定要放慢，讓食物多在嘴巴裡停留，多咀嚼再下嚥。

不小心吃多了怎麼辦？

我減肥期間沒有大吃大喝過的紀錄，發胖的原因也不是因為這個。記憶中，我吃得最多的一陣子是剛認識我老公的時候，那時我們都不好意思回家吃飯，常在外面吃，兩個

人吃飯又很難控制點菜的量。如果晚上吃多了，我們就散步回家。從吃完東西到準備睡覺的時間，間隔 5 ～ 6 小時最好。

其次，晚上如果有不能推卸的應酬，當然就只能吃，建議一口一口地吃，既給人感覺斯文，又容易控制食量。如果不得不去應酬的話，就需要在有限的時間裡，吃最少量的食物。

最後，還是要把大吃大喝扼殺在萌芽狀態，一般會想要大吃大喝的人，大都是心情不好或者覺得很無聊、無所事事。先要調整好自己的心態，多問問自己：「我把它們都吃了，是不是問題就解決了？」

如果答案是不能，那麼就不要這樣做。或者和自己做個小小的交易，想大吃大喝的時候，就找一樣自己最喜歡吃的零食來吃。

最壞的情況是萬一大吃大喝了，第二天一定要安排一天清腸時間，那天就待在家裡，只喝蜂蜜水和吃水果，其他的食物一概不能碰。清腸作為對大吃大喝的懲罰也好，或者作為一種減肥的方法也好，都是比較可取的。

【明星教你瘦身】

芮妮‧齊薇格：定量，不暴食

她是美國電影的寵兒，從《BJ單身日記》中的胖妞，要一下子恢復到《芝加哥》中曼妙的身材，芮妮嘗遍了所有的瘦身方法：區域減肥法（The Zone）、Atkins低碳減肥法、沙灘跑步……一句話——厲害！

飲食祕訣：定量配製食物，防止暴飲暴食。

作法：

使用日常生活用品作為基準數量單位，以此來決定不同食物該吃多少。比如，巧克力＝2個頂針（的重量），澱粉含量＝1塊香皂，蔬菜＝1個茶托，肉類＝1副撲克牌。這看起來有點瘋狂，但事實上，效果不錯，能夠方便、準確地控制自己的飲食。

——摘自《ELLE》

上班族怎麼瘦小腹和臀部？

老是坐著不動對身為上班族的小狐狸來說，是最頭痛的，本來小狐狸的運動量就少，上班還老是坐著不動，真的很擔心小腹上的肉愈來愈多，臀部愈來愈大。這裡小狐狸介紹一個動作，希望能對一直坐著上班的姐妹們有所幫助。這個動作是鍛鍊小腹的，是以前學聲樂時老師教我的一種發聲法，就是時時刻刻，不管是走路說話還是做其他事情，都維持屏氣時的小腹感覺，也就是一般繫皮帶時總是會吸口氣憋住，讓皮帶能盡量扣緊一些的感覺，建議盡量長時間維持。時間一久，小腹就算不會變小，也不會變大。

至於臀部減肥，則可借助瑜伽和形體芭蕾來改善。

由於擔心一直坐著工作，臀部會愈坐愈大，再加上我本身的形體也不好，有點駝背，總是不注意自己的姿勢，所以想去練習形體芭蕾，幫助自己伸展和調整身形。

不管是減肥還是人生，細水長流才能長久

我是順其自然慢慢瘦下的，花了兩年多時間，因為那時

在讀書，所以對於減肥沒有很多壓力，也沒有嚴格制訂計畫，再加上媽媽並不贊同節食減肥，所以只有慢慢控制自己的食量。

我覺得，減肥真是一項大工程，美女們減肥的目的，無非是想讓自己的身材變得好看，提高自己的生活質量，但如果減得太猛，把身體搞壞，就得不償失了。

小狐狸致讀者：健康減肥，窈窕一生

希望我的心得分享可以幫助到姐妹們，對於減肥我也有很多做得不夠的地方，比如我還是會忍不住吃垃圾食物，偷懶不喜歡運動等。

減肥是女人終生的事業，就像我們賴以生存的工作一樣，需要一步一腳印地去實現，不要太著急，每走一步、每到一個高度，都要稍作停留，既是為了鞏固減肥成果，也是為了讓身體適應這些改變，太過著急，對身體、對皮膚都不好，萬一把身體弄壞了，就有違初衷。姐妹們，一起加油吧！

第三章

減肥是我的事業！

──百日減44公斤的漠璇

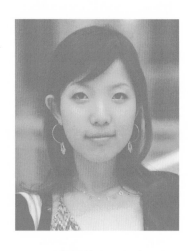

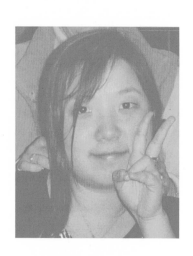

減肥後42公斤

減肥前86公斤

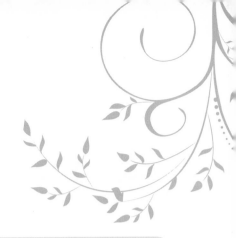

減肥美女小檔案

大名：漠漩

身高：162公分

目前體重：42～45公斤

年 齡：25歲

減肥方法：控制飲食＋超負荷運動

減肥歷程：104天，已維持5年

減肥成績：86→ 42公斤

減肥收穫：變成雙眼皮；改變對生活的態度

減肥格言：胖對於女人來說不是敵人，毅力才是

「養小白臉」一句話，讓我橫下心減肥

我是從 6 歲以後開始胖的，從小身邊的朋友都叫我小胖，老媽在醫院工作，她經常督促我減肥。初三時青春期內分泌失調開始發胖，一發不可收拾，就變成這樣。

胖的時候，我遇到好多特別鬱悶的事，買衣服時店員都懶得理我。有一次去幫朋友選生日禮物，朋友是很瘦的女生，我看中一件衣服，想買給她當做禮物，才開口問價錢，服務員就鄙視地甩給我一句：「沒您的尺寸。」

我運氣好，交的男朋友不是很醜，然而總有人說我不可能有人喜歡，說我「養小白臉」什麼的。

2002 年 9 月，我在加拿大讀書時開始減了一次，那時候在溫哥華一個論壇上發表過我的照片，減到了 70 多公斤，大家覺得很驚訝，可惜那時還沒學會減肥，因此一個冬天過去，減下的體重都回來了。到 2003 年 6 月回國，已經復胖到 85 公斤了。

因為實在是受不了這麼多年來被人鄙視，2003 年 6 月，我在北京開始了為期三個多月的「終極減肥」；過了暑假，從北京回去的時候，那時候已經瘦了幾公斤。期間

還試過針灸減肥，不過主要還是靠自己。最瘦的時候 42 公斤，維持 40 ～ 45 多公斤的體重到現在已經四年了。

我現在是 43 公斤，因為幾年前 40 公斤時容易暈倒，當時醫生要我吃到 45 公斤，說過兩年等身體適應了再繼續。這四年來，冬天會多幾公斤，夏天來了，我就努力將那幾公斤減掉，所以體重可以說沒怎麼回復。

我苛刻的減肥方法並不推薦姐妹們照本宣科。我一直喜歡運動，體質還不錯，心急的我設計了一個對自己相當有效的減肥方法——在那 100 天裡，我設計了簡單的減肥食譜，在保證營養均衡的前提下，嚴格控制飲食，同時進行多項常見的有氧運動，而這種方式只適合體質不錯的人；一般人想減肥，最好還是採用更和緩的辦法，循序漸進，健康減肥。

要減肥的 N 個理由

★大賣場的衣服不用試就敢買。

★買衣服時，可以理直氣壯地說：「拿小號給我試」。

百日減 44 公斤的祕訣：熱量要低，營養要夠

　　一開始，我就不吃晚餐和主食，其他照常；但一個星期後，我發現速度太慢。由於我性子急，於是就使用了很苛刻的方法，開始時夜裡肚子餓得想死，但就咬牙死撐，堅持幾天，習慣了就好。我始終覺得，減肥不成功者的人生打擊可能沒有受到一定的程度，所以才會立場不堅定；如果她們被肥胖困擾到痛不欲生，只要腦子裡想著「我一定要讓看不起我的人吃驚」，什麼樣的艱難都可以克服的。下面說說我自己設計的減肥方法，對我挺有效的，但不一定適合各位，並不推薦模仿。

❶ 減肥食譜：每天只在上午 11 點左右吃一次，可能是 3 片鮭魚，也可能是最小號的肯德基蔬菜沙拉。反正每天只吃一樣，每天喝一點無糖可樂。這份鮭魚、蔬菜沙拉、無糖可樂的減肥食譜持續了 3 個半月。那時候是夏天，實在渴或運動後，就含冰塊一小塊。

❷ 食譜成本：我是在北京時開始減肥的，鮭魚 3 片 35 元，加上水一共 40 元。如果是肯德基的四季蔬菜沙拉，就更

便宜，不到 20 元一份。

❸ 推薦食物：其實我的減肥食譜份量雖少，但營養是保證足夠的，鮭魚熱量低，富含蛋白質、維生素 A、維生素 D、維生素 B_6、維生素 B_{12} 及多種礦物質，膽固醇含量低，又含有不飽和脂肪酸，確實是不錯的減肥食品。

除了鮭魚，牛肉也是我推薦可作減肥餐的肉類，因為牛肉可以代謝脂肪，不會發胖，這可是醫生說的。但如果是吃燒烤的牛肉，最好要準備一大碗大麥茶，涮一涮油再吃，沾料也最好要含木糖醇的。

❹ 關於暴飲暴食：減肥中，我真的不曾暴飲暴食過，記得我 6 月開始減肥，7 月 2 日是我生日，我那天破例獎勵自己和姐妹去吃涮肉，吃了 8 片羊肉和 622 片白菜就不吃了，因為看著那油膩膩的沾料我就害怕。如果美女們減肥中有偶爾的暴飲暴食，不要過於自責，補救方法是吃完後喝烏龍茶或普洱茶，之後的幾天裡做充足的運動即可。

百日減 44 公斤的運動安排

　　我以前練跆拳道，所以不會偷懶不運動。那 100 天的減肥，由於是假期，不用上學，所以每天我的運動安排是這樣的：

❶早上起床 50 下仰臥起坐，後來逐漸遞增到早上 200 下，晚上 200 下。

❷從 9 點開始逛街（穿高跟鞋）到下午 4 點左右，不一定要買東西，主要是確保自己一直在走動。

❸回家後，約 8 點左右開始，在住宅小區內跑兩圈，約 1000 公尺。

❹然後，去游泳館游泳 1 個半小時。

❺回家以後，不穿鞋，跟著音樂，原地跑步 40 分鐘到 1 小時。

　　很多女生擔心運動後會使自己變成「肌肉型」女生，擔心自己愈運動愈壯，而不敢嘗試，其實這是有辦法避免的：跑步要慢跑，才不會變成蘿蔔大象腿；游泳是我個人最推薦的，不要游蝶式，雖然蝶泳消耗熱量最多，但容易讓上半身變得過於結實，肩會太寬，因此建議游「蛙式」，比較平

和，而且游泳可以消耗大量的熱量，比在陸地上事半功倍，還可以塑造全身的線條。

碰到停滯期，堅持下去就對了！

減到 1 個多月的時候，我遇到第一次停滯期，一星期才掉了 1 公斤，心想按照那樣的減肥方法下去，真的是等於沒有效果；不過因為媽媽在醫院工作，她知道這是停滯期，要我堅持過去就好了，於是我就忍過來了。第二個停滯期是快到 3 個月的時候，幾乎一個星期沒減輕，反而還胖了 1 公斤，不過有了之前的經驗我就不怕了，也熬過來了。

其實停滯期就好像我們玩電腦遊戲時遇到的一個個小關卡一樣，需要暫停一下儲存進度，如果度過了停滯期，你之前的成果就可以被保留了，然後繼續前進。所以我奉勸大家，遇到停滯期時真的要堅持住，就算要放棄，也要等到過了這個停滯期，不然的話，之前的努力也就白費了，體重會很快回來的。

做到真正的「一次減肥，終生無憂」

5 年前，那一次百日減肥，絕對不是我人生中第一次減肥。我和很多受肥胖困擾的朋友一樣，在成功之前有過無數次的嘗試，無數次的失敗。

記得小學畢業的那個暑假，由於之前畢業考試的壓力，那時候身高 154 公分的我體重竟然有 58 公斤，為了避免日後出現身高和體重數字一樣的悲劇，年幼無知的我就參加了一個關於窈窕減肥的夏令營。

那時候每天的生活真是不堪回首啊！早上，我按照吩咐，吃了一個夏令營發給我們的減肥饅頭，便由老爸把我送到夏令營的所在地，然後一個上午，就是在所謂的營養師還有減肥指導的帶領下，做些簡單的運動。說真的，我覺得那些所謂的壓腿、蹲下起身，真的消耗不了多少熱量，因為我做了 1 小時後，竟然連汗都沒有。

到了中午的時候，我們開飯，吃的東西就是那廠商的減肥麵包，配上一小份的青菜，說白了就是黃瓜炒雞蛋，不過我寧願叫它黃瓜炒黃瓜。吃完午飯，醫生說要帶大家去游泳，那時候我還不會游泳，結果醫生就說，那就在水裡跑

步吧！現在回想起來，這是那醫生說過的唯一有道理的話了。

　　2 小時之後，家長來接我們回去，因為夏令營不是寄宿制的，我們還是要回家睡。家長們被告誡晚飯不可以給我們吃主食，不可以吃油炒過的食物，最好是吃一個蒸蛋或者更簡單地吃番茄或黃瓜。第一天的半夜裡，我餓醒了，偷偷喝一口豆漿然後繼續睡覺。就這樣，我周而復始的生活整整一個月。到了減肥夏令營結束的時候，我竟然成功地減掉 8.5 公斤。

　　不過，後來我意識到，可能那次我是被活生生餓瘦的，再加上那種不知道添加了什麼東西的麵包，吃了就會讓人有上廁所的欲望，每天比平時多去兩次廁所，怎麼樣也會瘦吧！

　　完美的故事通常都有不完美的結局，這一次的減肥成果，在我恢復正常生活後 2 個月，就不復存在，那時體重飆升到 59 公斤，比之前還胖，不得已我只好又跑去校務處訂了一套大尺碼的校服，多花了校服錢，不過這個損失是小，夏令營的那些錢就像是丟進水裡一樣。如果要問我透過那次夏令營得到什麼，我想只有在夏令營結識的一些朋友了。

　　之後，我再次因為壓力導致內分泌失調，3 天之內胖了
5 公斤。身高 161 公分，體重 66 公斤。從此就無休止地一
胖再胖，最終發展成了大家看到我最胖的 86 公斤，我經常
說自己那時候就是一顆很大的肉丸子。

　　幸運的是，我最後一次減肥真的成功了，我現在真的覺
得，健康減肥才是真理，我不是說我這樣減肥就百分百不會
復胖，但幾年過去，最多也只回復幾公斤，一般都是冬天胖
一點、夏天瘦回來，也不需要刻意去節食，多好！這才叫
「一次減肥，終生無憂」！

減肥和健康之間的平衡

　　我媽媽是在醫院工作的，因此我每年回國，都去媽媽的
醫院做全面體檢，現在飲食正常，運動規律，身體健康。
減肥之後，我覺得自己比以前多了很多的活力，每個星期都
會有兩天的時間在晚上做運動，比如游泳、跑步還有瑜伽之
類的，身體機能反而比以前要好很多了。

要減肥的 N 個理由

★就算現在不減肥，省下來的錢將來還要買藥吃：心臟病、高血壓、糖尿病……左算右算，還是不划算。

★10 個痛風患者，8 個超重。

★每年被美國總統特赦的那隻火雞，都會很快死於肥胖：「牠們的心臟、骨頭和其他器官，根本無法承受這種肥胖！」

根據體質，健康減肥最重要

我以前練過跆拳道，體質還不錯，一直減到 45 公斤左右的時候都還很好，但是減到 45 公斤以下的時候，有時運動完會有小小的心悸，當時自己也沒在意，直到有一天自己突然暈倒，然後去醫院，才從我媽媽醫院的阿姨口中了解，我減肥減得太快，身體負荷不了，命令我最好吃胖到 45 公斤就好，等穩定 2 年，身體適應現在的狀態後再繼續。所以姐妹們一定要吸取我的教訓，不要追求過快的減肥速度，體重掉得快，身體也就難以負荷。

我還算不懶的女生，喜歡運動，減肥前體質一直都很

不錯，我的這個減肥辦法對大部分女生來說，是不太推薦的。這是因為首先要有強壯的體質基礎，其次要能保證營養均衡的飲食，再次要保證每次運動時間充足，至少45分鐘以上，身體才會開始分解脂肪，而且最好是有氧運動，強度不會太高，也容易堅持。

最後，在減肥中要時常關注自己體重變化之外的身體變化，遇到異常的情況就要諮詢醫生，並減緩減肥力度。一些減肥時可能會出現的負面後果，建議都應該事先瞭解一下。我也有看過女生說自己減肥速度太快，影響每個月的生理期，我的話是真的沒有受到影響，可能是各人的體質不同吧！

【明星教你瘦身】

Maggie：任何運動我都喜歡

香港女星 Maggie 擁有人人羨慕的纖巧體型，這得益於她長期的運動。Maggie 坦言，運動是她減壓的首選。她說：「任何運動我都喜歡，尤其是跑步、瑜伽、網球和騎單車，每天30分鐘，既可鍛鍊心臟功能，又能收緊身體線條。很多女孩子一直會埋怨自己胖，但又不做運動。要知道，美麗是需要付出代價的。」

　　我這個減肥法是速戰速決版本，對體質和各方面的要求都比較高。出於安全考量，覺得自己毅力和體質都沒有那麼好的人，還是穩紮穩打地減肥比較好。

減肥不減胸的私房祕密

　　我承認減肥之後，上圍縮水了 1 個 CUP，不過還有 C 在那裡。祕密就是穿調整型的內衣。現在很多地方都有賣這樣的內衣，它可以把很多的脂肪調整到胸部，也就是說，雖然減肥會讓我們流失掉一部分的胸部脂肪，但是調整型內衣可以幫助我們彌補回來很多，值得參考一下。

塑造上半身線條的妙方：瑜伽

　　對於上半身線條的塑造，我個人強烈建議各位姐妹去練習瑜伽。因為透過練習瑜伽，可以修飾身材的曲線，如果能長期堅持下去，更能達到瘦身目的，並適度調整體型的比例。

　　其次，瑜伽是一個在家就可以做，也不需要任何特殊器

材的運動。不過，如果你想在短時間內看到減重效果，瑜伽就不一定能滿足你的需要，因為它需要足夠的耐性，是一個循序漸進的過程。

不要看瑜伽的動作緩慢，其實它反而更能夠充分伸展身體的肌肉與韌帶，在訓練筋骨的柔軟度上有相當好的效果。尤其是伸展脊椎的動作，以刺激自律神經，促進新陳代謝，每次我在家裡做完整套的瑜伽動作後，都會汗流浹背的，很累，但是整個人都放鬆下來。

此外，雖然瑜伽的減肥效果比不上有氧運動明顯，但如果長期持續地練瑜伽，能修飾全身曲線均勻的線條；等你練習一段時間後，就會發覺腰腹部位還有背部的線條明顯改善，體態也更勻稱了。

維持至今五年，減肥後變得不易胖

說完全沒有復胖過那絕對是騙人的，因為過年、過節、過生日、朋友小聚……總有大吃大喝的時候，但我一般都把幅度控制在 2.5 公斤以內，家裡有體重計，每天監督自己的體重，稍微胖 1 公斤就提醒自己要注意，然後接下來的幾

天少吃點減回去。

不過，雖然我飲食恢復正常，但還是有顧忌的，比如喝飲料盡量選無糖的，盡量不吃巧克力之類的糖分熱量超高的零食。

🍎 飲食生活習慣改變

用同一件事情，對比一下我胖和瘦時不同的生活習慣吧！2003 年 6 月以前的作法和以後至今的作法有什麼不同：飯局上以前是可樂一瓶接一瓶地喝，現在是一瓶無糖可樂解饞後，接下來就喝茶；以前是什麼油吃什麼，現在油的少吃幾口，多吃點清淡的；飯前來碗湯，吃飯的時候能少吃好多；如果吃了油的東西，喝些烏龍茶很好。

我現在的生活很規律，除了上學，就是打工，每週放假時，就去逛逛街，或出去拍照。每天累了就做瑜伽放鬆自己。我不是瑜伽高手，一些簡單的瑜伽動作都是當初減肥時自己學的，一直用到現在。剛練完瑜伽，臉色會好很多。

由於飲食等生活的變化，我覺得減肥後，我的體質好像有點變了，不像以前喝飲料都會胖。另外，食物的酸鹹

性和身體的酸鹼性也跟體質的易胖與否有些關係。冬天的時候我比較胖，47.5 公斤左右，春天以後就減到 45 公斤，不過一般會維持在 46 公斤左右。有時候一忙起來吃飯不規律，就會突然掉到 44、43.5 公斤，很怕暈倒，所以不讓自己跌破 45 公斤。可是人都是愛美的，為了我夏天的小短裙、小可愛，我每年過完冬天都會減肥。還是 40 多公斤的時候感覺好啊！

🍎 減肥後不復胖才是最重要的

很多朋友都曾問過我，為什麼你能減肥成功？怎麼瘦了以後不復胖？為何整天看到你說吃、喝的，就是沒見你發胖？

其實減肥真的不是一件容易的事情，減肥時真的需要毅力，要有決心和恆心；然而，減肥不容易，維持減肥後的成果更加不容易。很多人減肥成功時，都會忍不住獎勵自己奢侈地大吃一頓，殊不知一開始就放縱自己，會前功盡棄的。

當你減到理想的體重以後，至少要維持半年到一年不復胖，這樣你的減肥才算是真的大功告成。因為剛結束減肥

後的那一段時間，體重是最不穩定的，一旦保持不住，就會在很短的時間內回復過去的數字……

減肥成功後的 5 年飲食生活

我目前是留學生，生活可以很規律、也可以很不規律的，飲食也是這樣。

早餐其實對我們來說是奢侈的，因為大多數時候，我們都會犧牲早餐的時間來補充更多的睡眠，所以通常早餐都會被我忽略掉，如果有時間比如週末之類的，我會和朋友一起去喝早茶，吃一些清淡的點心。

平時由於要上學，午飯都是在學校解決的，西方人的飲食結構和我們不一樣，很多的食物不用吃，光是看就知道熱量高得要命了，所以大多數時候，我寧可在學校食堂只買一份沙拉就好了，而且還只敢放半份的沙拉醬，因為那東西的熱量也不是普通的高。

晚餐是我一天當中最喜歡的一餐了，因為可以完全按照自己的意願來吃。如果和朋友沒有約，我就會選擇自己在家裡做飯。

　　華人的飲食結構是世界公認的均衡和健康，因為蔬菜、主食和肉的攝取比例是最均衡的。一般我會讓自己的餐點中，至少有一盤綠色蔬菜，至於肉的方面我會選擇牛肉或不帶皮的雞肉，夏天的海鮮很便宜，偶爾也會做海鮮大餐給自己。

　　如果某一天和朋友去吃了大餐，正常的情況，我會在接下來兩天裡控制自己的飲食，把多餘的熱量消耗掉，不然我早就復胖了。

在夏季來臨前成功減肥

　　為了在夏天來臨前，減去冬天累積的體重，我從飲食各方面下手，如喝飲料時盡量選無糖，盡量不吃巧克力之類糖分和熱量超高的零食。此外，每天堅持運動，至少100下仰臥起坐，也經常去游泳；我覺得既然以前的方法有效，還是採用以前的方法較好，只不過不會那麼過於負荷，因為之前是放假，可以不顧及精力、體力，但現在要上學，所以可能運動會少一點。吃的方面，我會吃蔬菜沙拉，但是晚餐堅決不吃。向各位報告一下我夏天減肥的食譜。

夏天減肥的食譜

早餐　如果起床起得早，我會喝一小杯脫脂牛奶，有時候起晚了，就不吃早餐。

午餐　午餐如果吃不好，下午會沒有精神，所以午餐會吃一根香蕉加一小塊雞肉，沒有皮的那種，大概 50 公克。

晚餐　跟朋友一起出去吃宵夜，他們吃飯，我喝一小碗清湯，大概 200 毫升，就是只有這樣了。

夏天來了，我會把減肥目標定在 43 公斤，至少也要 44 公斤。然後，開始為期一個月左右的減肥之旅。減掉 3 ～ 3.5 公斤的體重也不是那麼容易的，畢竟現在體重的基數不是很大，而且現在又上學、又上班可是很累的，不吃東西會死人的。因此，只好每天少吃點，多做運動。

夏天就是要減肥，才能去旅行啊，旅行前當然要給自己添一些夏天的衣服！夏天的衣服、裙子又短又薄，容不得半點肉的；所以為了我們的衣服，為了美麗，我拚命了！

為了減肥，在夏天不用上學的日子，我每天只吃一頓

飯，做 100 下仰臥起坐外加空中蹬腿（就是把腿抬到空中做騎車的動作）300 次，早起搖呼啦圈。為了讓我的大餅臉變小點，我每天敷瘦臉的面膜，效果多少還是有一些的，不過不夠持久，如果不堅持的話就會變回去，於是我最後選擇放棄，改用按摩。我還貼過一種足貼，說是可以去水腫通經絡的，只要我一有水腫的現象，就會貼上一貼。

> ### 哪些食物是減肥大敵？
>
> ❶巧克力：高熱量，吃一塊巧克力，要跑 20 分鐘才能抵消。
>
> ❷起司（奶酪）蛋糕：味道真的不錯，但發胖的速度也是飛快的。
>
> ❸酒：我以前是不折不扣的酒鬼，現在都很少喝了。
>
> ❹火鍋：尤其湯底的熱量相當高，也要少吃。

　　其實「大敵」的說法，只是警惕自己不要吃多，如果能夠做到淺嘗輒止，那麼也無所謂減肥「黑名單食品」的存在。

　　像我的零食情結根深柢固，就算減肥也無法捨棄；但我

把每次吃的量控制在很小的範圍內，也就不怕了。在我很小的時候，我就非常希望我能有一個大籃子，最好是一個大筐，來裝滿好多好多的零食，不過一直沒能如願，因為我媽是說什麼也不會讓我在家裡堆那麼多零食的。

不過現在沒關係，到了加拿大留學以後，天高皇帝遠，老媽管不到我了。於是我就在我的房間裡擺了好大的一個零食筐，裡面滿滿的都是各式各樣好吃的零食，且不說吃到嘴裡的味道，光是看著就是一大享受。有人問，你吃這麼多零食不會胖啊？呵呵，零食好吃，但是也沒人要你一次吃完啊！一天吃一點，慢慢來就可以了。好東西要慢慢享受才好。

減肥時，如何讓皮膚也變好？

🍑 多吃水果和喝奶製品

我的皮膚在減肥成功後，變得有氣色多了。我想，最大的原因應該是來自於「水果」。我愈來愈喜歡吃水果了！要多吃水果，皮膚才會好。多倫多摘草莓的季節來臨時，我喜歡跟著一幫夥伴去草莓農場摘草莓，那裡的草莓隨便摘

一顆，都好看得讓你不忍下嚥。

有一次夜深了，我卻突然很想吃水果什麼的，但是家裡的冰箱已經空蕩蕩的；沒有辦法，於是我發動整棟房子裡的人，一起結伴去 24 小時超市買水果。

超市裡我最愛的還有奶製品專區，因為多喝奶製品，皮膚會變好，其中我最喜歡的優酪乳是一種零脂肪果味優酪乳，能幫助腸胃蠕動，而且還不用擔心會胖，因為是零脂肪的，熱量很低。另外，我也很喜歡有蘆薈果肉的食品，通便排毒，瘦身效果很好，又美味又健康，強烈推薦！

補充膠質，緊實皮膚

有的人減肥成功後，瘦下來後的皮膚會出現白色的紋路，即一般人常說的「肥胖紋」。我 5 年前減肥時年紀很小，才 19 歲，所以恢復得比較好；我肚子和胳膊下面也有這樣的紋路，醫生說這些紋路基本上只能淡化，要完全消失是不可能的，因為那是皮膚脂肪層細胞斷裂的痕跡。

不過，有些護膚品的品牌有皮膚緊實的產品，淡化效果還不錯。另外，如果想要皮膚變得更緊一點的話，可以多吃一些膠質的食物，比如豬腳和鳳爪。

享受買最小號衣服的樂趣

減肥後，變化最大的是衣服的號碼，褲子以前穿 36 的，現在穿 24 的。我現在相當享受買衣服不用試穿，拿起一件最小號就直接去付錢的感覺。以前胖的時候，就只能看著雜誌裡面漂亮的衣服流口水，看著漂亮的模特兒羨慕不已。現在可以打扮自己了，就要隨時跟著時尚的腳印；而且減肥成功後，感覺整個人都變得自信，很多時候開始會為自己爭取更多平等的機會了。

針對豐滿美女的穿衣建議

其實我覺得太瘦的話，一點肉都沒有，就不性感了。我現在雖然減肥，但是上半身依然很厚實，因為我天生胸骨很高，不管怎麼減肥，上半身看起來都是厚的，而且我本身胸也不小。但在穿衣方面，就需要多留意。

因此，強烈建議豐滿的美女別穿高領子的衣服，這樣會看起來更胖，V 字領的就可以；而且臉不夠瘦的美女穿高領會讓臉顯得更大，穿 V 字領則有瘦臉的視覺效果。

不傷害身體的減肥法

最近，還是有很多朋友問我當初是怎麼減肥的，其實我的減肥方法真的不適合大家學習，我那時候每天超負荷的運動，卻只吃很少的東西、喝很少的水，因為我那時候想減肥想瘋了，所以才進行地獄式減肥。

不過，在這裡，我可以介紹給大家的，是我在減肥成功後的第一年裡，採取什麼樣的健康方法，讓我自己不再復胖。

第一，恢復正常飲食以後，要注意食物的熱量值，控制自己每天不要攝入過多的熱量。記住，這裡說的是恢復正常飲食，如一日三餐的早餐吃飽、午餐吃好、晚餐吃少，而不是減肥以前肆無忌憚、大吃大喝外加心情好時吃宵夜的習慣！

第二，吃完飯後半小時內，千萬不可以坐著，也不可以靠著，更不可以躺著！不然的話，就等著肚子上的八塊腹肌連成一塊「腹大肌」。不過，我只是說不可以坐著，但也沒叫你一放下飯碗就去運動，那樣很容易得盲腸炎的。

第三，盡量不要喝飲料，如果不巧你和我一樣嘴饞喜歡

喝甜的，那不如就委屈自己一點吧！現今市面上可挑選的無糖飲料種類不少，如果不習慣，也可以試試看喝花草茶，酸酸甜甜還滿好喝的。

第四，盡量減少在外面吃飯的次數，如果一定要吃，最好選擇不需要多次油炸的菜，可以看得見的脂肪也要少吃，過年過節可以放縱一下，但是只此一次。出去吃飯另一個大忌諱，就是千萬不要去吃自助餐，很容易吃得太多，不知不覺中就攝取了過多的熱量。

第五，不管怎麼控制飲食，光吃不運動也是不會成功的，多少也要做做運動，不然的話，人不運動對身體也不好。至於我，我減肥後的第一年內，每天都堅持做 100 下仰臥起坐，然後躺在床上用兩腿做騎車的動作 300 下。看起來運動量不是很多，但一直堅持下來，總會有效果的。

最後，也是我自己認為可能很有用的，就是買衣服的時候，永遠買你減肥成功時候的號碼，或者只能比減肥成功時的號碼小，這樣可以逼著你自己必須保持減肥成果，甚至比以前更瘦，千萬不能因為體重回升就放大衣服的尺寸，不然很容易在不知不覺中，恢復到以前的體型。

眞腰瘦
你也能變正妹

減肥時建議遵守的 12 原則

❶如果一個人減肥沒有動力，可以大方地拖一個人下水，而且會有意外的收穫！

❷建議大家可以參考糖尿病患者的食譜，低熱量、低糖，對減肥絕對有效果。

❸各位體重基數本來就不高的姐妹們，千萬不要按照我故事裡極端的快速減肥方法，不然下一個暈眩的就是你！

❹減肥不一定要快，適當運動也可以減肥，只要持之以恆。

❺不是所有的人天生就是美女帥哥，風水輪流轉，千萬不可以自卑。

❻不可以盲目地減肥過度。

❼長什麼樣是什麼樣，千萬別整容！

❽胖和幸福並非絕緣體，幸福也是可以等待來的，所謂精誠所至、金石為開。

❾有時候，找一個很有心思的男朋友，也許可以幫你減肥。

❿敬告廣大男士選擇伴侶時，要帶點發展的眼光看人；還有，美女固然好，但是娶胖胖的老婆也未嘗不是一件好

事啊，不但賢慧，又會疼你，多好啊！

⓫胖姑娘有胖姑娘的好處，我們更應懂得珍惜！

⓬胖對於女人來說不是敵人，毅力才是。有毅力的話，沒有什麼困難是戰勝不了的。問問自己，你有多少次減肥失敗，是因為沒有毅力而堅持不下去的？

減肥中壓力發洩法

🍑 唱歌

當我減肥途中煩悶、感到壓力大時，會和朋友一起去錢櫃唱歌，他們吃自助吧，我就不停地唱歌，順便燃燒更多的熱量。然後回到家裡，拿起電話，找個朋友，一聊一整夜，就舒服多了。

🍑 打沙袋

如果可以找到有那種大沙袋的健身房，我就會不停地打沙袋，直到精疲力竭為止。

真腰瘦
你也能變正妹

減肥成功最想感謝的人

媽媽：多謝您一直在我減肥的時候，給我最正確的指導和建議，讓我少受了很多苦，也有毅力堅持下去，更減少我因為不恰當的方法和運動，而對身體造成損害。

爸爸：沒有您一直用激將法刺激我，我可能真的堅持不下去，您真的太瞭解我的個性了。

我的師父邵丹：如果不是你一直用攝影師挑剔的眼光審視我，這麼多年來一直督促我保持住減肥成果，我就不會有動力讓自己更完善，將自己從平凡蛻變到美麗。

漠璇致讀者：健康減肥，才是真理

首先，重申一下我減肥的格言：健康減肥，才是真理。生命不息，減肥不止，這是作為一個女人的宿命！

其次，我想告訴大家，就算我們現在還在減肥的道路上走著，還沒有成功，也不可以看不起自己。記住，世界上沒有任何人有資格看不起你，就連你自己也不可以，我們減肥不是因為我們醜陋，而是我們要生活的更好、更高品質。

最後，要向打算開始減肥的姐妹們說，祝你們成功，希望這是你們人生最後一次減肥！

運動減肥的 4 個祕訣

❶換一種方式運動

從事一項活動的時間愈長，身體會對之愈適應。這時，如果想加速新陳代謝，就要考慮變換運動方式。

❷晚上鍛鍊比早上好

吃過晚飯一個小時後活動為宜，最理想的運動方式就是快步走，並且時間要持續半個小時以上，才能把體內脂肪氧化。

❸加進一些高強度的運動

增加一些高強度的運動，能提高身體的新陳代謝率。

❹只有 5 分鐘也有效果

如果沒有時間鍛鍊，一天之內多爬幾趟樓梯或多走幾步路，對於減肥也大有裨益。

第四章

減肥，從改變自己開始！

——2個多月減22.5公斤的薇薇

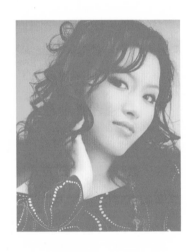

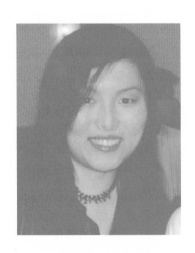

減肥後67.5公斤 　　　　　　　　減肥前90公斤

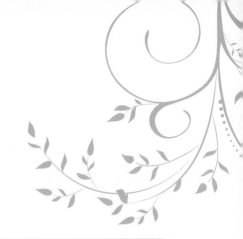

減肥美女小檔案

大名：薇薇

身高：175公分

目前體重：67.5公斤

年 齡：26歲

減肥方法：中午不吃，晚上不吃，偶爾吃少量水果

減肥歷程：2個月

減肥成績：90 → 67.5公斤（2個月，維持半年）

減肥收穫：找回26年來從未有過的自信

減肥格言：連自己都改變不了的人，還想改變什麼？

改變，從自己開始

「減肥」這個詞，出現在我 26 年人生路的頻率非常高，大概從小學開始，我就朦朧間產生過減肥的念頭，後來這個念頭愈來愈強烈，因為青春期到了，每一個女孩子都希望自己婀娜多姿，能夠吸引異性的目光，雖然我也暗戀過別人，但是因為肥胖而自卑，從來不敢表露自己的心意。

從小我就是一個胖女孩，大概從高中開始，體重就沒有低過 80 公斤，在小學的時候已經被評為班裡三大女胖子之一。胖帶給我的是嚴重的敏感和自卑，從來不敢向任何一個喜歡的男孩表白；每次到服裝店，就會直接被告知「沒有你的尺寸」；雖然我的歌聲美妙，但每次上台，都會聽到有人小聲地說：「可惜，太胖了」；因為媽媽是舞蹈演員，164 公分只有 45 公斤左右，別人經常會懷疑「這是妳的女兒？」父母同樣是需要面子的，他們也不太願意帶我見人；和男朋友的感情也在相識的 5 年之中，不斷出現問題。

終於有一次，在和男朋友看電影之前換衣服時，我爆發了，抱著衣櫃就哭。因為，我換上的每一件衣服，他都會說不好看。我就在想，這輩子，要活出個人樣來，我不要

一輩子做胖妞！我要和男朋友像別的情侶一樣，驕傲地手牽手，走在大街上！

　　現在我終於瘦了，這幾年來想拍的照片，可以拍夠本了。上回我一個朋友開玩笑，說要介紹新男朋友給我，我也沒在意，回家當笑話講，我老公一聽就生氣了！

　　但我還要加油！我的目標是60公斤，可是最近這些天，體重幾乎沒有什麼動靜，快2個月了，有點小鬱悶。

　　其實減肥也是憋了一股氣，非要爆發一下才舒服，讓那些以前看不起我的人，還有曾經離棄我的「帥哥們」好好瞧瞧！在這麼多人中，包括暗戀的、明戀的都加在一起，只有我老公陪我走到今天。2007年12月28日是我們相見五週年紀念日。因為最早我們是在網路認識的，從那時開始，有過波折，有過艱難，有過想要放棄的時候，也有很多快樂的日子；無論如何，他都沒有放棄我這個別人眼中的「大胖妞」。所以，我也決定要一輩子對他好，因為他是第一個沒有用外貌來衡量我的男人。

　　姐妹們，我們一起加油！只要堅持，你們也會變得漂亮！毅力是減肥過程中最關鍵的。當我半夜肚子餓得咕咕叫時，曾經吵醒過我老公；看著別人吃東西，使勁地嚥口

水；見到米飯麵條就想哭。這些都沒有關係，這只是減肥第一個月需要經歷的，只要熬過去，就會習慣減肥生活，少吃東西也不會產生任何不適感了。

其實我覺得，減肥最重要還是靠自己，和戒煙的道理一樣，只能等你自己有一天決心要減肥，堅持到就算有任何困難也要苗條的時候，那你就能成功了。

找出自己減肥的毅力

我也不知道為什麼我會有那麼大的毅力。我從來都不是一個能堅持的人，上中學時最怕的體育項目就是長跑。如果會有這樣的決心，可能是因為以下這個因素吧！

記得那天要和老公出去看電影，換一套衣服，他說這套看起來胖；又換一套，他說這套也不好看；換來換去，我鬱悶了。後來想起他以前的那些女朋友，身材都好得不得了，還有專職舞蹈的，愈想愈生氣，不是氣他，是氣我自己不爭氣！忽然，我心裡的無名火就燒起來了，我衝著他吼，然後抱著衣櫃哭了起來，愈哭愈傷心，我想我都胖了 26 年了，就不能瘦一次啊？我也要穿上那些美麗的衣服，我也要

老公牽我的手，摟著我的腰，帶我出去玩。一個女人能有幾年青春呢？我不能再讓自己胖下去了。從第二天開始，我就義無反顧踏上減肥之路了！

現在想看我減肥前的照片，還真的很難找！因為我已經很多年沒有照過照片，自己都不願意看鏡子裡的自己……

現在，在兩個月煎熬之後，終於體會到減肥之後的樂趣，感嘆之餘，覺得自己其實應該早早就要減肥的，原來有這麼多好處！

我和老公 5 年來的感情也沒有因而「發癢」，而是愈來愈好，工作也愈來愈順利，自己的心態也變得自信，感覺每天都是新的一天呢！

胖的時候，我很排斥和老公合影，因為自卑，覺得看到這些照片時他會厭惡我。看他身材多苗條，而我卻……現在回想起來，有點想哭。

還下不了決心減肥的姐妹們，別遲疑了，趕快行動吧！化減肥動力為減肥毅力，你一定可以的！

令人難忘的減肥歷程

2007 年 10 月宣戰，當時測量的數字是 90 公斤。減肥是從節食開始的，開始的幾天，我恨不得能立刻消除肥肉，於是沒怎麼吃東西，結果精力完全不能集中，上樓也會喘，抬頭就頭暈，身體非常虛弱，媽媽看我營養不夠，就開始每天早上給我沖一杯「蜂蜜＋蛋白粉＋纖維素＋脫脂奶」，這就是我一天的糧食，偶爾也會吃幾個小橘子。一個月的嚴格節食中，我瘦了將近 10 公斤。

每天早上第一件事情，就是上廁所，然後脫光，開始量體重。看著體重計的變化，我就特別開心，感覺就像著了魔。接下來第二個月，減的速度就變慢了，只減了 5 公斤，在 75 公斤那裡一直掉不下來。

這時候，我加上了鍛鍊，每週去 3 次健身房，參加肚皮舞、拉丁舞、瑜伽的課程，再加上跑步機，因為不吃飯，不敢跑步，怕暈。每次走步的時候，我都會請工作人員把電視調到國際模特兒節目，這樣就能讓我有更大的動力。幻想著自己減肥成功的樣子，就會有動力運動了！

12 月終於突破 70 公斤大關，69 公斤，於是發了帖子慶

祝一下。我想對所有的姐妹說，堅持就是勝利！我的目標
是 60 公斤！加油！

聽說，如果不比標準體重輕一些的話，很容易復胖
的。我的標準體重應該是 68 公斤左右，至少要到 63 公斤
以下，才比較不容易胖回去啊！

後來，我的體重也不怎麼會掉，在 67.5 公斤左右來回
擺動，擺動得我心煩意亂的。不過，可能是因為開始恢復
一些正常飲食的原因，我每天吃早餐，中午和晚上吃點稀
的食物，如餛飩或湯什麼的，雖然體重不減，但是也沒增
加。唉，總不能一輩子都不吃飯。

我還是沒有吃太多東西，但補充了一些優酪乳、糖類、
牛奶。可能是最近健身卡沒有餘額了，我就沒去運動。不
過終於拿到新卡了，明天開始，還是要繼續去運動。

看來節食減到一定體重之後，還是要繼續運動，否則體
重就會停滯不前。不過，最好的感覺就是體重沒有回復，
也可能是因為我的意志力。那天，奶奶拚命勸我吃東西，
我堅決不吃，然後跑到廁所裡照鏡子。「絕對不吃！」我就
是用這種想法，抵制美食誘惑的。

時間進入 2 月過年期間，我和老公回他東北家裡過春

節，可能水土不服加上長期節食營養不良，我開始掉頭髮，皮膚也變得有些乾燥缺水。這時我意識到，再不好好吃飯，身體健康就會出問題。於是，我立即恢復正常飲食，但由於胃口已經縮小，再吃也吃不了太多東西，再加上排便正常，體重並沒有回復。

恢復飲食後大約一個月，即 3 月，我就不再掉頭髮，皮膚也稍微恢復，但仍需進行面部補水護膚。所以提醒大家，嚴格節食減肥一定要量力而為，達到正常體重後，就要慢慢恢復正常飲食。當然，一下子暴飲暴食是不行的，有條件的還可以配合運動一起執行。

恢復飲食期間，每天固定時間一定要量體重，這樣對自己有監督作用。只要看到體重增加了 1 公斤，第二天，自然會自覺地少吃一些。

那天我去參加高中同學的婚禮，穿了一件小號的衣服，忽然發現原來自己也可以成為大家的焦點，每當這個時候，我就在心裡默念，曾經遭受的一切煎熬都是值得的。

最好的纖維，來自天然食物本身

我是幾年前在澳洲買的關於纖維素的產品，忘了在哪買的，一袋 0.5 公斤，有點像弄碎了的麥片。拌在涼的優酪乳或牛奶裡面，對通便很有幫助。我這兩袋都過期了，可是品質還是很好，完全沒壞，很便宜，一大袋能吃 3 個月以上，才澳幣 10 元折合新台幣 200 多元左右。

如果買不到纖維素，又正在為便祕所困的話，可以吃一些其他的通便藥物，不過藥物都會讓人體產生依賴性，不吃就會很痛苦。這些藥物在減肥期間，我是用於有些推不開的飯局過後吃的，比如一些排毒的茶和膠囊，但長期使用會有依賴性，對身體不太好。

最好的纖維素來自於天然食物本身，多吃一些含纖維素較多的水煮蔬菜，比如韭菜，或水果，然後喝很多白開水，再按摩小腹，比吃什麼藥都好。

兩個月減掉 22.5 公斤的減肥食譜

對於我來說，所謂少吃一頓或減去主食，我是受不了

的。由於我是急脾氣，一定要每天看見效果才甘心！好在我身體還比較好，所以用了下面這種比較極端的減肥法，身體不好的姐妹千萬不要嘗試！

前三週：早上蜂蜜水 1 杯清腸、補充糖分和礦物質等身體必需的營養成分，然後蛋白粉＋纖維素＋脫脂奶 1 杯；喝水，喝不加糖的純果汁；吃兩個橘子或一個蘋果，不吃其他固態食物。這三週是最見效果的時候，只有兩個字：「堅持」。

第四週：在原先飲食的基礎上，偶爾喝一次媽媽做的白菜湯或蘿蔔蝦米湯。記住，湯裡千萬別放任何有油的東西，有點鹹味和鮮味解饞就好了。基本上這個時候，體重降得很明顯，別人讓你吃東西，你也不會吃的，而且也沒有太多想吃東西的欲望。

第二個月：飲食上適量加入水果、蔬菜、豆類等，補充維生素、蛋白質等營養，但不吃主食。由於體重減輕，肉都鬆了，軟塌塌的，都是褶子，肚子尤為明顯。所以加上了健身計畫，參加自己感興趣的肚皮舞、拉丁舞、瑜伽等課程，一週 3 次左右。看著健身房的鏡子裡面，自己再也不像一隻大熊了，開心得不得了。

第二個月會有停滯期出現，我第一次是在 75 公斤時，大概一個星期沒動靜；經歷的第二次停滯期是 70 公斤時；後面愈來愈不好減。突破這個停滯後，我降到了 69 公斤，減了 22 公斤了。

第三個月繼續運動，每週 3 次健身，加上了跑步機的訓練，每次速度在每秒 5 ～ 6 公尺，坡度 5 ～ 10 度，堅持 30 分鐘以上。最多的一次，堅持了 80 分鐘。早餐喝牛奶或優酪乳，午餐、晚餐盡量不吃，偶爾解饞吃點餛飩、稀飯。但是現在一吃飯就會有罪惡感，感覺吃什麼身上就會長什麼，於是，只要吃了東西，每二天一定加重運動量。

跳舞瘦腰法

高個子的腰部如果稍微胖些，就很容易虎背熊腰，所以一定要特別注意瘦腰的部分。我的方法是「上肚皮舞課」，還下載了一些肚皮舞課程在家裡自己練習，主要練習腰臀部，效果還是比較明顯的，腰瘦了，屁股卻翹了，身材就會很好看。另外，像瑜伽一類其實不用在外面練，買了光碟在家練了一下，非常不錯，甚至比外面教的還好。

瘦腰其實還跟姿勢很有關係，一定要盡可能地收腹挺胸，不要讓肉都鬆弛堆積在腰部。

減肥後，脂肪肝也消失了

減肥一定要量力而為，每個人身體情況不一樣，如果體質不夠強，不適合一些減肥方法，千萬不要堅持。我是因為從小身體很好，才敢用那麼嚴格的節食減肥方法的。

不過，即使是這麼好的身體，也會在減肥中有些吃不消，到現在也得了手腳容易冷的毛病，以前血氣足的時候可沒有這毛病。

要健康減肥，可以先靠控制飲食，然後體重下降比較明顯之後，恢復一些飲食，加上運動鍛鍊。鍛鍊是不可少的，不僅是為了漂亮，也是為了健康。

在減肥之前，我很不愛運動，加上暴飲暴食，飲食不規律，就有了一次結石的經歷。那時候還真是病來如山倒啊，右下腹突然劇痛，滿頭虛汗，臉色青白，懷疑是急性闌尾炎發作，同事馬上把我送去醫院，照了一堆影像，婦科、泌尿科、外科都檢查一遍，還是沒有結論，就是疼得受不

了，疼得我在病床上咬著牙打滾，一邊打滾一邊發誓，以後一定要注意身體。

折騰到第二天，結果終於出來了，原來是在輸尿管附近有那麼一顆 0.6 公分的結石。據醫生說，主要就是因為平時飲食不規律，常喝碳酸飲料，暴飲暴食，加上運動太少，老坐著工作而造成的。

所以說，減肥的同時加上運動，不光外形可以健康，同樣也能保護你身體的其他器官。以前每年體檢，人家都會提醒我，你有中度脂肪肝症狀，會引起肝硬化，要小心。

但今年檢查後發現，減肥後脂肪肝已經沒有了。這也是減肥帶給我額外的健康。

跟隨音樂，減肥輕而易舉

減肥時邊聽音樂邊運動，時間過得特別快，運動也變得不易疲累。愛唱歌的朋友們，我強力推薦 Mika 的整張專輯。

❶ Rihanna F.T. jay-z：「umbrella」（雨傘）

❷ Shop Boyz：「party like a rockstar」（像搖滾明星開派對）

❸ Chris Daughtry：「home」（家）

❹ Carrie Underwood：「before he cheats」（在他欺騙之前）

❺ Kelly Clarkson：「never again」（沒有下一次）

❻ Beyonce F.T. Shakira：「beautiful liar」（美麗的騙子）

❼ Mika：「love today」（愛今天）、「lollipop」（棒棒糖）

❽ Twang：「either way」（隨便一條路）

　　Corrs 的音樂就像愛爾蘭風光一樣，或舒緩或熱烈，非常
多變，具有獨特風格，適合各種不同節奏的減肥運動。

❶「Would You Be Happier」

❷「So Young 」(K-Klass Remix)

❸「Runaway」

❹「Breathless」

❺「Radio」(Unplugged)

❻「What Can I Do」(Tin Tin Out Remix)

❼「The Right Time」

❽「All The Love In The World」(Mutt Lange Remix)

❾「Dreams」

❿「Summer Sunshine」

減肥是孤獨之旅——永不放棄、同舟共濟

　　不少人都說，減肥是一趟孤獨之旅。孤獨，常常成為減肥中壓力的巨大來源。所以我常常跟網友姐妹說，最好是找到減肥同伴，互相監督，互相打氣。

　　確實是這樣，胖人都是孤獨的人，都是自卑的人，照相的時候都不願和身材正常的人站在一起，所以希望大家能一起互相鼓勵。有時候，人就應該在互相鼓勵、互相幫助的情況下，一同攜手走過最困難的時候。

　　朋友的肩膀永遠是堅實的，是可以依靠的；朋友的手永遠是溫暖的，在困境來臨的時候，是永遠不會放開的。

　　所以今天，我也要對減肥的姐妹們說，讓我們互相鼓勵，共同美麗。雖然現在稍遇困境，但是，在大家的鼓勵下，總有一天，也會變成瘦瘦的美麗天鵝！

減肥就是戰勝心中的「心魔」

　　要說減肥不難，那是騙人的。我曾經以為自己要一輩子就這樣胖下去了，甚至想過去國外生活，因為那裡每個人

都很豐滿，也沒有人會用異樣的眼神看你，哪怕你像一座山；也曾經，我為自己找過藉口——天生漂亮的女人性格和人品都不如我好呢，不就是胖點嗎？可是，話說回來，這只能安慰自己，實際生活中，胖會帶來很多不便和煩惱。其實減肥並不是為了比別人更美麗，而是戰勝自己克服心魔的過程。

每當我在減肥期間肚子餓得咕咕叫，餓到想哭的時候，就常對自己說：「我要瘦，我要變漂亮！」如果你能像我一樣，跨越心中的恐懼，你就可以成為這個世界上最幸福的人。

消除減肥壓力的方法

我的職業是電臺主持人，主持人的工作壓力和疲勞是別人不能理解的。暫且不說，每天節目的內容要提前在家充分準備好，每個月要承受各種不同的收聽率調查公司資料，每年一次的節目大更動等。這些都是充滿競爭和壓力的，但算是工作範圍內的事情，也是我喜歡的關於音樂的事情，所以當作興趣來做也未嘗不可。

　　其實主持人面對的最大壓力，不是來自於體力上的，而是精神上的。不誇張地說，每天 24 小時，都承受著節目的壓力，不管你在做什麼事情都沒辦法專心，精神都是緊張的，隨時準備接聽電話，隨時準備上節目。

　　在這種情況下，我用來對付壓力的方法就是旅遊了，反正是在別的城市，那麼遠，不可能回來上節目，所以也絕對不會有這種心理壓力了。如果真的有些壓力讓你堅持不下去了，那麼建議不要選擇自暴自棄的方式，不要把自己埋在暴食的垃圾食品堆裡；一次遠行，往往就能夠讓你整個人煥然一新。你接觸到新鮮的人和事，都會讓你對生活產生新的感悟，壓力就迎刃而解。

　　祝願所有受體重困擾的姐妹都能有信心成功減肥，翻開人生新的一頁，因為減肥可以是為了別的東西，也許是為了男友，也許是為了工作；但減肥的最終目的不是為了別人，是為了你自己！

要減肥的 N 個理由

★心靈美比外在美重要，但兩全其美豈不更好。

薇薇致讀者：跨過逆境，總有一天會成功

曾經，我是如此地厭惡自己。

曾經，我是如此地鄙視自己。

曾經，我是如此地怨恨自己。

我告訴自己，不要不完整的人生，不要不完整的愛情。但改變，要先從自己開始。

改變了自己，眼前的路變得寬闊，也不再斤斤計較於那些令人失望的人或事。

連自己都能改變的人，還怕不能改變世界嗎？

上天讓我失去過很多，但是在最後，終於還是把最珍貴的留給了我。

使你不知不覺發胖的 5 大兇手

❶壓力

因情感挫折或是工作上的壓力無處排解，往往很容易從食物下手，尤其是吃油膩香甜的食物，這些食物能夠給人很強烈的安慰和滿足感，因此為了消除緊張壓力導致飲食過量的人還真不少。

❷進食速度過快

狼吞虎嚥地快速吃飯，會在不知不覺中把胃撐大，導致肥胖。人腦傳達出「吃飽」的指令，是在用餐開始後 20 ～ 30 分鐘，然而在大腦感覺到沒吃飽之前便狼吞虎嚥的話，就會造成飲食過量。

❸甜食

甜食當中所含的糖分，比米飯或麵包中的複合糖質成分在胃中的消化速度更快。由於在胃中停留的時間很短，吃過不久就會感到餓。如果長期空腹食用，將導致惡性循環。糖若在血液中急速地增加，便會大量產生製造脂肪的胰島素，所以人就會變胖。

❹高糖分水果

水果與甜食同為單純糖質，吃得多當然也會導致發胖。很多人西瓜一吃就是半個，熱量累積起來也很高的哦！

❺宵夜

飯後立刻睡覺會導致肥胖。因為夜間吸收的營養沒有特別消耗出去，幾乎都在體內囤積了。

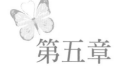

第五章

每個女孩子都是朵獨一無二的花！

——減57公斤維持3年的美妍

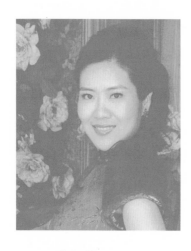

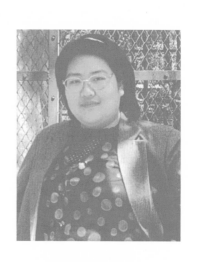

減肥後53公斤

減肥前93公斤

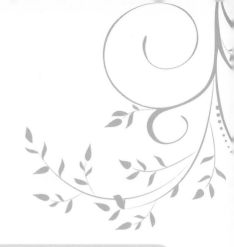

減肥美女小檔案

大名：美妍

身高：166公分

目前體重：53公斤

年 齡：27歲

減肥方法：合理飲食＋規律生活＋適量運動＋毅力

減肥歷程：4年

減肥成績：110 → 53公斤（維持3年）

減肥收穫：變活潑、人變自信

減肥格言：女子如花，胖女孩也一樣

靠自己，我減掉 57 公斤

我是從小胖著長大的，爸媽從小可疼我了，就愛給我買吃的，家裡堆著各式各樣吃的東西，這麼一直吃，所以就這麼胖著長大了，體重一路飆升。面對人們異樣的眼光和嘲諷的表情，我感到很委屈、很無助。

上初二時，我患眼病休學一年，初三下學期，媽媽怕我的眼病剛治癒，承受不了緊張的學習，就沒有讓我參加總復習，放棄中學考試後的我直接上了專科，學我酷愛的服裝設計專業。

專科三年級時，我在家自學高中課程，準備參加高考，那時我的體重已經達到 110 公斤，並且出現憋氣、浮腫等症狀，萬般無奈，媽媽和我商量後做出決定：放棄所有減肥產品，不借助任何外力，僅靠毅力減肥。方案定為：首先從調節飲食結構著手，然後再調整生活習慣。

於是，媽媽為我精心安排每天的健康食譜和作息時間，並嚴格實施。我憑藉多年肥胖遭人歧視所培養的忍耐力和堅定信念，一年內共減掉 30 公斤體重，並在這一年中自學參加高考，考上了天津師範大學國際女子學院服飾設計本

科。

　　剛上大一時，我的體重 80 公斤，是全班最重的。由於要住校，媽媽就不能為我安排食譜，以後的減肥道路只有靠我自己走下去了。由於胖，曾遭到一些人的恥笑，這雖然對我的心理造成很大的傷害，但同時也成就了我不屈不撓的性格。大學期間，我繼續著我的減肥計畫，到大學畢業時已是 55 公斤。

　　畢業到現在三、四年了，我現在的體重不但沒成長，而且還降了幾公斤。我以我的經歷證實了這樣一個真理：我們不比任何人差。相反地，由於我們長期無奈地生活在逆境裡，心理承受能力要超出常人才能生存，所以我們的意志比常人堅定。這是我們的財富，是老天對我們的厚愛。

　　親愛的「胖友」們，不要再傷心，不要再自卑；要自強，要自信，把我們的肥胖經歷當成是上天對我們的歷練，做我們想做的事，不論有多難，只要我們堅持，就一定能成功。

　　希望天下不要再有歧視，願所有想減肥的人──減肥成功！

美妍的減肥實錄三部曲

下面我分三個部分，詳細講一下我的減肥經歷和心得。

🍎 頭一年減重 30 公斤，得到雙重回報

減肥出發點：不借助任何外力，用毅力減肥。

減肥方案：調節飲食結構＋改變生活習慣＋適量運動。

媽媽為我制定了每天的作息時間和飲食的基本架構。

作息時間：

6：30　起床，盥洗，收拾房間，打掃，洗衣服

7：30　吃早餐

8：00　自學文化課

9：30　休息，做健身操

10：00　做健身操

11：30　休息

12：00　吃午飯

13：00　午睡

14：00　起床自學文化課

15：30　休息

16：00　自學文化課

17：30　休息

18：00　吃晚飯，然後自由活動

20：00　跳健美操

21：00　休息，盥洗

22：30　上床睡覺

每日健康飲食：

精瘦肉（或雞肉、魚肉、海鮮）100 公克

雞蛋 1 個

蔬菜（每種蔬菜都可以）300 公克

穀物（粗糧細糧均可）100 公克

水果（盡量選擇甜度低的）若干

減肥菜餚：

❶炒菜少放油，菜出鍋時不要淋油。

❷盡可能做水煮肉和菜，可放少量涮涮鍋調味料拌食。

❸可單煮蔬菜，放少許麻醬、鹽拌食。也可用花椒油、鹽拌食，還可用涮涮鍋調味料拌食等，具體口味隨自己喜好。注意，盡量避免口味厚重，清淡為宜。

❹有些蔬菜也可以生吃或生拌。注意，避免用糖拌炒。

減肥要訣：一日三餐要定時，營養均衡要多樣，早餐吃正好，午餐八分飽，晚餐更要少，宵夜不吃了。

減肥提示：少吃或最好不吃奶油、糖、油炸食品、肥肉、肉皮、零食等。

接下來，就是嚴格實施以上方案。剛開始減肥時，真有些不適應，有時會感到飢餓，這時可喝點水，吃幾口水果，只要堅持，一個月後就適應了。胃口是可撐大也可縮小的，只要在它可彈性限制範圍內，是不會傷身體的。我在減肥頭一年共減重 30 公斤，專科畢業時，體重降到 80 公斤。既沒有復胖，也沒有不良反應，愈減愈有精神，愈減愈健康。

頭一年的減肥經歷，為我以後的減肥道路打下堅實的基礎。在這一年中，我不僅減肥成功，增長了許多有關減肥、健美和營養方面的知識，並且自學考上大學。這真是雙重回報啊！接到錄取通知書的那一刻，我興奮地和媽媽相擁在一起，媽媽摸著我的頭說：「閨女，你太棒了」！我哭了，媽媽也哭了。

🍑 我用大學 4 年時間，減掉 25 公斤

上大學以後，因為要住校，所以頭一年用的減肥方案幾

乎用不上，以後的減肥之路只有靠自己，好在我已經累積了
豐富的減肥經驗，並且也已經習慣前一年的飲食規律；再
來，我是專科畢業考上大學的，別人都是高中畢業考上的，
和她們同班上學，在學習方面對我還是有壓力的。

在這種環境下，起碼我是不會胖回去的。

在飲食上，基本上我不用忌口，只是吃什麼都限量，由
於已經有了前一年猛減重的經驗，所以在上大一的一年裡，
輕鬆減重了 10 公斤。大二、大三時，學習量比較大，我一
點都不敢懈怠，經常熬夜做功課，因此飲食上開始加量，在
這兩年裡每年只減 7.5 公斤，兩年共減 15 公斤。

上大四時，我的體重已降到 55 公斤，已經達到健康標
準。媽媽不許我再減了，只要保持就好，讓身體有一個全面
調整，因此上大四這一年，我的體重一直保持在 55 公斤。

以上就是我大學減肥全過程，四年共減重 25 公斤，減
得很輕鬆。

🍎 減肥成功至今，4 年沒有復胖

畢業後的一年，我在不知不覺中自然減重了 2 公斤，
53 公斤。大學畢業至今三、四年了，生活上我仍堅持已經

固定形成的飲食習慣和生活規律，我現在體重穩定地保持在 52～54 公斤，很健康，很自信。

遭人歧視和欺負的日子，讓我下定決心減肥

　　當然，可以說不僅僅是受到很多刺激這麼簡單，肥胖給我帶來了憋氣、腿腳浮腫等症狀，還讓我受盡了歧視與欺辱。每次上街時，人們看到我表現出的嘲笑眼神、動作和發出的唏噓聲，像利劍一樣刺痛我的心。我感覺到這個世界很冰冷，很無情，它不屬於我，它只屬於強者，而我只是弱者，我無法抵禦強者的傷害。每當這時候，我都想找個地洞藏起來，以避免這無端的傷害。

　　我記憶最深的，是幾次和同學之間的事。小學一年級，和我同桌的同學，是大家公認的頭頭。她總是欺負我，罵我胖，搶我東西。一次手工美勞課，她搶了我的作業，說是她做的，還得意洋洋地要把它當作業交給老師，不管我怎麼求她，她都不還給我。我急了，掄起小拳頭不斷地敲她後背，把她打哭了。從那以後，她再也不敢欺負我了。

　　初二時，我休學後剛插入新班，有個男生總拿我胖來取

笑，我一忍再忍。一次美術課，那個男生公然對我說髒話取笑我。我氣急了，抓起調色盤向他扔去。沒想到美術老師袒護他並指責我，還摸著他的頭安慰他別害怕，我心裡很不服氣，心想：還不是因為那個男生長得不錯，不然我胖也不應該受欺負啊！下課後，我一把抓住那男生的衣服，拖他去辦公室找老師評理，嚇得他抱住門不放手，我實在拖不動他，就自己去辦公室找班主任。後來，老師嚴厲批評那個男生，並讓他在全班面前向我賠禮道歉。

專科時，班上有一個很凶悍的女生，倚仗她爸爸在學校裡承包食堂，在班裡想罵誰就罵誰，沒人敢還嘴。第二年不知為何，她變本加厲起來，從諷刺挖苦、嘲笑歧視，發展到對我進行人身攻擊。我還是一忍再忍，心想只要她不指名道姓，我就不理她。

這樣她一直罵了一個月，氣得我簡直要崩潰了。有一天，我終於忍不住問她罵誰，她指著我臉大嚷：「罵你！」還劈頭蓋臉一頓破口大罵。雖然後來，她在班會上向我賠禮道歉作了檢討。然而，這些遭人歧視和欺負的日子，最終讓我下定決心要減肥！並且這輩子，我絕不允許自己再發胖！

減肥期間從未暴飲暴食過

我減肥期間的心態和平時一樣，甚至比平時更積極，心情也開朗多了。停滯期的時候是有些焦急和擔心，不過調整過來就還好。暴飲暴食的狀態則是沒有的。

我面對食物，也是容易嘴饞的，但為了我減肥計畫的成功，我還是忍住了，這需要的是毅力。

至於運動，我不會做劇烈運動，只是做些家務和有氧運動來塑形，這種運動是要長期堅持才會有效的。不過，一切還是要建立在自身毅力基礎之上。

減肥的根本就是「毅力」

幾乎所有減肥的人，都會遇到很想吃東西的時候，當然我也不例外。當我們看到喜歡的食物時，受到大腦皮層刺激，就有吃的欲望，這在減肥過程中可算得上是最令人頭疼和最艱難的事情。想要控制食慾，一定要記得改變口味，吃清淡的食物，少吃鹽，因為鹽會刺激唾液腺分泌消化酶，從而導致暴飲暴食，吃進過多食物。雖然如此，但最

簡單、最根本且最有效的控制食慾方法是——毅力！

每當我們想吃東西時就問問自己：「我是否要變美麗，變健康，變自信？」如果答案是「是的」，那麼這時候，就需要用自身的毅力，來控制進食的欲望，而且只能依靠毅力。毅力是靠堅定的信念和決心培養出來的。不要用「管不住自己的嘴巴」來做減肥不成功的藉口，只要自己真的要減肥，只要自己的意志夠堅定，只要自己不去想那些食物，就沒有管不住自己嘴巴的可能性！

減肥的根本就是毅力，只要有堅定的毅力，就沒有什麼是管不住的。

變瘦後，一身輕鬆、精力充沛

以前胖的時候，我最怕上街，甚至連學校都不想去，但每天仍必須硬著頭皮坐公車去上學。那時候有些人看我的眼神、表情、動作，真的讓我受到了莫大的傷害和屈辱。現在的我最喜歡上街，迎著人們向我投來羨慕、讚美、欣賞的眼神，我很欣慰，就連購物時，售貨員對我的態度都不一樣了。

減肥後感覺很輕鬆。這種輕鬆不僅是身體上的，同時也是心理上的。從前胖的時候，總感覺又累、又困、又乏，無精打采，就連睡覺後都不覺得輕鬆。現在的我精力充沛，不管工作多忙、多累，早上醒來一身輕鬆，精神抖擻。

還有，減肥後的我愈來愈自信，我經常這樣想：110多公斤體重我都減下來了，還有什麼能難倒我嗎？雖然如此，但我不自負。我知道每個人都有自己的長處，有優勢，而我也有很多弱點。

因此，我要繼續努力學習、工作，以他人之長、補己之短，不斷充實自己，完善自己。

美妍的減肥飲食建議

我減肥時什麼都吃。其實減肥期間，每種食物幾乎都是可以吃的，只是要注意份量即可，但最好忌口甜食和油炸類食品。剛開始減肥時，由於我太胖，第1年就減掉30公斤，剛開始減肥時有些辛苦，後來就逐漸適應了，也不覺得怎麼樣，就這樣過來了。

後來，我上大學住校，不方便調節飲食，學習有時很

累、不太可能少吃,又和同學們一起吃住,也不怎麼忌口了,所以減肥速度緩慢,減肥第 2 ～ 4 年共減 25 公斤;第 5 年保持體重不回復;第 6 年開始不忌口,想吃什麼就吃什麼,只是控制食量不過飽,在不經意中,體重自然下降了幾公斤。

想要減肥,飲食上有三個建議,希望對大家有所幫助。

建議一:忌食甜食、油炸食品

每日三餐要按時吃,每餐進食不超過八分飽,以蔬菜為主,糧食必須要吃,最好控制在 2 ～ 4 兩,每天保證 2 ～ 3 兩的精瘦肉或魚類(最好不要吃皮,美容也是可以有其他方法的),1 ～ 2 個雞蛋。

此外,要養成良好的睡眠習慣,每天晚上 10:30 之前必須睡覺,早上 6 ～ 7 點必須起床,做輕量有氧運動或家務均可,這樣可以避免脂肪堆積。

建議二:針對易便祕者的推薦食材

❶蔬菜類:豇豆

營養價值很高且能通便,有助於減肥,可將豇豆用白開

水煮熟，放少許麻醬、蒜泥、鹽，拌勻作為午餐或晚餐料理。

❷水果類：桃子

營養價值很高，甜度適中，每天吃一個，有助於排便且養顏。

🍑 建議三：經我親身體驗有效的減肥食物

❶減肥水果：番茄

番茄含有多種酶、胺基酸和有機酸。番茄中的維生素 C 不易損失並且容易被人體吸收。它還含有一種番茄素，可幫助消化和利尿。番茄還有涼血平肝、降血壓的功效。

番茄有多種吃法，可以和雞蛋或精瘦肉一起做菜、做餡、做湯，還可榨汁飲用，也可以生吃。

❷減肥飲品：減肥荷葉茶

乾荷葉 100 公克、山楂 100 公克、生薏仁 100 公克、陳皮 50 公克，將以上四味藥研磨成粉，混在一起，分成 10 袋，每日 1 袋，用開水沖泡，代茶飲。

山楂化瘀，生薏仁清補，荷葉泄熱去脹悶、降壓減肥，陳皮順氣。

❸減肥飲品：冬瓜飲

冬瓜是清潤之物，性寒味淡，其特點是不含脂肪，含鈉量低，所以它是減肥的妙品；並且還能治療水腫，泄暑熱利尿。

平常用冬瓜做菜削下的冬瓜皮，可用水煮湯，加少許鹽當茶飲；還可將冬瓜榨汁，加少許鹽飲用。

健康減肥，才能長久

減肥最重要的，莫過於「健康」。我想對胖美女們說：

減肥失敗不要灰心，找出原因，從頭再來

如果實在減不下來，也不要自卑，也許你的生理基因就是這樣，只要不出現病理現象就好，健康才是最重要的。其實瘦子有瘦子的靚麗，胖子有胖子的風采，只要善於發揮自己的優點，兩者同樣美麗。

要健康減肥

不要讓體重降到標準體重的最低限以下，否則會有損健

康，對身體造成傷害，嚴重會危及生命。

🍑 要科學減肥

別人的減肥方法只可作為參考，不必照用。因為每個人的肥胖原因不同，肥胖程度不同，身體健康狀況不同，生理基因不同等；所以，這個人的減肥方法對那個人不一定奏效。

🍑 減肥前先檢查

建議減肥前先去醫院做體檢，然後再去一些美體、塑身、飲食營養、肌膚營養等機構向專家詳細諮詢，或上網搜尋有關知識，或買一些相關的書籍詳細閱讀。之後，再根據自己實際情況，做出確實可行的減肥計畫，再下來就是堅持不懈地嚴格實施。

在減肥期間，偶爾會出現心慌、頭暈等，這時就要注意是不是減肥速度太快了。如果身體的生物時鐘調整，跟不上減肥速度，這時要適當地放慢減肥速度或暫停減肥，等症狀消失後再繼續。如果在減肥中，身體出現了不良反應，要及時向有關專家諮詢解決，或去醫院就診。身體是我們

自己的，千萬不要盲目減肥。

　　我提倡的是主動減肥，主動減肥靠的是自身的毅力，而非任何外力。當我們看到喜歡的食物時，受大腦皮層刺激，就有吃的欲望，這就需要我們用自身的毅力控制食慾，而毅力則是要靠堅定的信念和決心來培養的，這也需要提高我們的心理素質，才能有毅力抵禦來自各方面的誘惑，從而達到減肥目標。

早睡早起＋有氧運動→減肥事半功倍

　　對下半身脂肪多的人，應該以有氧運動來消耗脂肪，可選擇的有游泳、慢跑、快步走、騎自行車、有氧舞蹈、爬樓梯、登山等。適合上半身脂肪多的有氧運動也不少，如游泳、羽毛球、網球、乒乓球、快速擺臂等。

　　有一點需要說明，雖然有氧運動有助於減肥，但是只有持續性的有氧運動才能夠真正燃燒脂肪。

　　另外，還要堅持早睡早起的良好習慣，減肥最好的鍛鍊時間是在早上的 6 ～ 7 點，因為運動可提高新陳代謝率，使一天能消耗更多的熱量，再配合飲食結構的調整，就能使

體內脂肪減少。良好的生活習慣加上合理的飲食和適量的運動，都是提高新陳代謝的好方法。記得多喝綠茶，多喝水，並養成吃早餐的習慣。

此外，堅持「力量練習」，力量練習能有效提高人體靜止時的新陳代謝速度，即使你坐著不動，也能燃燒更多的脂肪。而且，當你做完力量練習後，身體會迎向新陳代謝的高峰，並將持續兩個小時。如果你沒時間做力量練習，那就做下蹲式、高抬腿、蛙人跳、伏地挺身、引體向上或踩登山機。長期堅持，就會看到效果。

跳健美操，能改善皮膚鬆弛和肥胖紋

減肥期間，有時會出現脫皮現象，這很正常，這是由於體重下降，皮膚收縮的原因，這時千萬不要用粗糙的毛巾去搓，沐浴後可擦一些保養皮膚的乳液。

此外，減肥時，一定要搭配合理的飲食結構，葷素皆需要，以保證足夠的營養攝入量。另外，要保證充足的睡眠和適量的運動。這些都是保證皮膚不鬆弛的必備要素。

至於皮膚鬆弛問題，我減肥後，皮膚倒沒有出現鬆弛現

象。首先，我要說皮膚鬆弛和肥胖紋是兩個不同的皮膚問題。肥胖紋是肥胖造成的，減肥後周圍皮膚必然鬆軟；而皮膚鬆弛是指肥胖時沒有被拉傷的皮膚減肥後產生鬆皮、皺皮現象，這才是減肥造成的直接後果。

有多種原因都可能造成這種情況，包括快速減肥、飢餓減肥和其他不當減肥等。另一方面，也有自身原因造成的。有的人皮膚彈性差，減肥後皮膚恢復慢，也會出現鬆弛。不過，只要能合理調節飲食，營養均衡，配合做一些運動，就可能會慢慢好起來的。

肥胖紋也是困擾大家的一個難題。由於肥胖，我們的皮下組織被強行拉傷，形成肥胖紋。我也有肥胖紋，而且不少。最胖的時候，肥胖紋是粉紅色的，用手按時感覺裡面是空的，像是一道道的深溝。

減肥後，肥胖紋逐漸變成比皮膚略淺的顏色，並且周圍皮膚鬆軟，這是肥胖的時候造成的必然後果，並非減肥所致。如果不減肥，肥胖紋就會愈來愈多，不僅愈來愈不美觀，而且還會給一些皮膚病菌造成了可乘之機，很容易患上皮膚感染之類的疾病。

消除肥胖紋是個世界性的醫療難題，現在還沒有很好的

方法。透過減肥，雖然肥胖紋周圍皮膚鬆弛，但至少不會繼續發展太多。這時，一方面要注意皮膚的清潔與護理，另一方面可以加強局部問題皮膚的運動量，皮膚和皮下軟組織會逐漸地自我修復，深溝會逐漸變淺變窄，皮膚會逐漸變緊。這需要一段漫長的時間，著急是解決不了問題的，一定要有耐性。

我減肥後，肥胖紋周圍皮膚也是很鬆軟，由於我減肥耗時長，邊減邊恢復，再加上堅持跳健美操鍛鍊，肥胖紋和周圍皮膚恢復得很不錯，但是和沒被拉傷的皮膚比較，還是有差別的。

精油按摩＋生食木瓜→減肥不減胸

減肥不減胸，這一直都是所有女孩子們的終極夢想啊！其實這完全是可以做到的！我剛開始減肥時，也擔心人瘦了胸會變小，但事實證明我減肥成功，胸部卻沒有縮水，我的同學見到我都很吃驚，紛紛向我詢問是如何做到的。

其實方法很簡單，當我們開始進入減肥階段時，我們身體機能和各個組織器官也紛紛開始變得活躍起來，此時如果

有正確有效的方法，將這個細胞和組織活躍的最好時機加以利用，將會有很好的成效。

　　「按摩」就是其中的首選，因此我每天堅持早晚的精油按摩，尤其是在晚上睡前，充足的按摩可以為胸部帶來第二次發育的機會，並且可以大大減少因減肥所造成的胸部下垂現象；再搭配生食木瓜或者喝木瓜汁，效果更佳！別忘了，木瓜的減肥效果也很好呢！

停滯期間，只要放鬆心情就好

　　每個人停滯期出現的時間和持續的長短都是不同的，通常這個時候是最難熬的。首先，要知道什麼是停滯期，「減肥期間減掉一些體重後，就不再下降了」這就是停滯期。

　　每個人的身體都好比一個生物時鐘，這個生物時鐘每天都按照特定的軌跡運行，由於我們胖，我們體內的生物時鐘已形成了胖的運轉速度；又由於我們每天減肥，生物時鐘會根據我們減肥的速度進行調整，調整每一個器官的工作速度都要跟進，只要有一個部位不能及時跟進，整個生物時鐘就不能按照我們的減肥速度運行，這時減肥就會停止，因此出

現了停滯期。這就像一個團隊在行進，有人脫隊，整個團隊就要停下來等他的道理。

對付停滯期其實很簡單。首先，要正確認識這個階段，停滯期是減肥期間的正常現象，並不是你自己出了什麼問題。其次，要在這段時間裡放鬆心情，不要煩躁不安，堅持減肥是最重要的，千萬不能在這個時候急功近利，不然很可能會對身體造成傷害。

還有，每個停滯期出現的間隔時間，是隨著體重的變化而變化的，愈重的人停滯期出現的間隔時間愈長，隨著體重的減輕，停滯期愈來愈頻繁，這也是體重愈接近標準愈難減的原因。這個時候不要著急，繼續進行減肥方案，保持體重不回復就好，停滯期過後又會有一個減重期，體重減到標準後就不要再減了，只要保持下去就好了。

健康減肥，從制訂計畫開始

減肥是為了變得更美麗、更健康，這就是健康減肥。而健康減肥的標準，包括心理健康和生理健康兩方面。

現在很多女孩子都在追求所謂的「標準體重」，其實這

「標準體重」只是針對標準體型的人來講的，而我們又有多少人的體型是絕對完美、絕對標準的呢？就連伸展臺上那些身材傲人的模特兒，也不是個個都完美，即使兩個體重完全一樣的人，也會出現一個略顯胖、一個略顯瘦的情況，這時你又能說誰夠美誰不夠美呢？所以，不要一味地追求達到多少公斤的體重。

心理健康是最重要的，只有正確地認識和對待「標準體重」觀，才能有一個健康的減肥心理，制訂正確的減肥計畫。

建議想減肥的朋友們，不要盲目減肥，要根據自身的實際情況做出正確的分析，包括自己的體重、體型、遺傳基因、身體狀況、工作學習情況等，做一個減肥計畫，訂立切實可行的目標，在不影響正常生活和身體承受能力範圍內的前提下，設定減肥期限和每一時段減重數量。

一般情況下，應該是開始多減、逐漸少減，然後再制定前幾週的食譜和作息時間表，並且嚴格加以實施。這是減肥的第一關，也是最辛苦、最難實施的階段，只要堅持下來，以後就能愈來愈適應，愈來愈輕鬆了。我就是這樣在減肥之路上成功邁出第一步的。

健康的心理，加上科學健康的方法，才是真正的健康減肥，並且減到自身情況的最好狀態，才是最美的。

減肥中如果便祕了怎麼辦？

幾乎所有的胖朋友們，都可能有這方面的困擾，只要便祕一來，體重馬上飆升，而且緊跟著就是皮膚晦暗、暗瘡粉刺。如果想避免這些，還是要從調整飲食結構和食物種類上入手。只有將腸道內的環境改變，將體質改變，才可能徹底改善便祕。另外，適量的運動也有助於排便。

下面我就給大家介紹一些飲食方面的禁忌，和如何改變便祕的方法。

清晨時，空腹喝下一大杯白開水，不僅排毒，還可以促進腸蠕動，有利於排便。此外，每天至少兩個蘋果，不要太小的那種，既可以增加飽足感，減少食物的攝入量，又可以通便排毒、美容養顏、促進減肥。

除了蘋果外，桃子也能通便排毒、美容養顏、促進減肥；還有梨子，由於梨子的水分較多，既可以直接食用，又可以榨成鮮果汁直接飲用，但就個人經驗而言，將梨子榨汁

飲用通便效果極佳！立竿見影！但這裡需要提醒的是，梨子屬於寒性，不宜多食，以免傷胃。

我嘗試多種水果後，感覺上述水果的通便效果，要遠遠大於香蕉哦！

腎氣虛的女孩，吃得再少也不免發胖

相信這個問題一定困擾了很多女孩子，都已經小心翼翼計算著熱量，吃很少的食物量，而且還做運動，那麼苛刻地要求自己，卻還是發胖；想起來，心裡就覺得委屈。

導致這種狀況的因素有很多，比如遺傳、用藥、營養搭配不合理、生活不規律等。但有一點是需要我們注意的，那就是「腎虛」，這對女孩子們尤為重要。如果感覺自己氣虧、乏力、失眠、煩躁、月經不調、黑眼圈嚴重等，那麼很有可能是腎虛。腎虛不僅會對我們造成上述的負面影響，還會導致發胖，再發胖，不停地發胖！

中醫說，發胖是由於痰濕滯引起的，氣虛就會導致痰濕滯，所以腎氣虛的女孩即使吃得很少，也免不了發胖。這一點我是有親身體驗過的，有一段時間明明吃得很少，但體

重還是莫名其妙地增加三、四公斤；當找到原因後，我就開始吃一些補腎氣的食物，讓自己的睡眠規律，結果體重自然就減下去了。

接下來，我就給女孩子們介紹一些補腎氣的食物。

山藥：去皮蒸著吃，或者用微波爐烤著吃，味道也不錯，不放任何調味料，更不可沾糖吃，這樣既可以補腎氣，又不會攝入太高的熱量而導致肥胖。

桑葚、板栗、核桃：都是補腎氣的好食材，尤其是核桃，常吃可以改善手足冰冷的症狀。

大米紅棗粥：配上一些西洋參，常吃可以趕走腎虛性肥胖的困擾。

最後要提醒大家的是，不論吃哪種食物都要適量，不然減肥的東西也就變成增肥食品了。

減肥期間，如何才會有好氣色？

很多減肥中的女孩子們都會遇到這樣的問題，人是瘦下來了，但臉色好差，甚至是一臉的菜色，看起來沒有光彩。其實這一切，都是平衡失調、代謝機能紊亂、腸胃功

能下降所造成的。所以，我在這裡一直都在提倡合理健康的減肥，才是正確的道理，才是真正有效的減肥之路。

如果減肥到臉色很差，不妨試試自己在家中泡泡花草茶。能改善氣色的花草有玫瑰花、玫瑰茄、紅巧梅、紅景天、靈芝、人參、當歸、紅棗等。每天記得一定要泡兩杯這樣的花草茶，並持續長期服用，可以循序漸進地改善面色不佳的問題，使苗條和好氣色都屬於愛美的你。

如何健康減肥，才能不復胖？

其實，從我開始減肥到現在已是第九個年頭了，在這麼長的時間裡，我早已把身體駕馭得遊刃有餘了。減肥不單是為了減少體重，更重要的是如何將自己的體質調整成不易發胖的體質，如何改變自身的新陳代謝率，從而使體重不回復。只有做到了這一點，才能算是真正意義上的減肥成功，才能為以後繼續保持身材打下一個很好的基礎。

減肥成功以後，我依然繼續保持先前的飲食結構，現在我已經將自己的體質調整為不易發胖體質，所以對一些減肥開始要求忌口的東西，也放鬆了一些，雖然如此，體重卻沒

有太大的變化，整體的體重會有 2 公斤左右的浮動，可以說現在的我保持體重已經變得非常容易了。

在這裡，我想告訴所有減肥的姐妹們，「健康減肥」才是真正行之有效的減肥之路，才能真正從根本上改變自己的體質，解決肥胖帶給我們的困擾。也只有對減肥目標的堅持不懈和超人的毅力，才能最終獲得減肥的成功，以及今後繼續保持好身材的基礎。

如何調整成不易發胖體質？

減肥的過程本身，就是一個改變和調節體質的過程；所謂「調節」，其實就是改變原有不健康飲食結構和生活習慣，樹立正確飲食觀念和標準。比如從前的我嗜吃甜食和油炸食品如命，嘴裡總是在吃零食、雪糕或糖果，吃飯幾乎餐餐離不開油炸品，而且菜裡的油分相當多，再加上每餐進食量過多，這些都是極容易導致發胖的不健康因素。

但減肥時，我就將這些不良的飲食習慣統統改掉，忌口甜食和油炸食品，吃飯的口味以清淡為主。堅持這樣的飲食後，久而久之，自然就把口味和習慣改變了，並且在改變

口味和習慣的同時，身體也隨之進行相應的調整，來適應新的飲食結構和吸收方式，這是一個很微妙的變化過程，全身的機能和循環都會做出改變。當身體適應了這種新的健康飲食結構時，體質自然也就調節成不易發胖體質。

根據我的個人經驗，當我們把體質調節成不易發胖體質後，再看到原來愛吃的油炸食品和甜食時，自己就會從心裡覺得不願意吃，改變為即使是想吃，也只會吃一點就覺得膩口了。如能再加上規律的生活習慣，就會更加鞏固這種體質，不易發胖。

減肥成功後，這幾年的飲食生活

其實我現在也不是每天都在刻意地去注意和維持體重，就像我前面說的，我已經把自己的身體調節成不易發胖體質，太甜或太油膩的東西已經吃不下去，最重要的是現在沒有那麼大的胃了，吃得多一些就會很撐、很難受。

現在我每天的飲食基本如下：

早上：一杯羊奶，一個雞蛋，一個粽子或者一塊切糕。

上午：一杯花草茶，幾顆話梅。

中午：清淡的小菜 2 小盤（比如涼拌海帶絲、馬鈴薯絲，或
豆芽、清炒蔬菜等），瘦肉，少量米飯。

下午：兩杯花草茶，有時會加一個蘋果或一個梨，水果的種
類經常會換。

晚上：瘦肉炒青菜或涼拌菜一盤，一個蘋果，兩片麵包。

想大吃一頓時怎麼辦？

覺得控制得太累了的情況倒是沒有，但偶爾很想放開肚
皮、大吃一頓的心情會有的。畢竟人都會有嘴饞和心情不
好的時候啊！尤其是女孩子，在心情不好、壓力大、沮喪壓
抑、生氣發火、生理期前和期間，都會特別想吃東西。

我每次用的最有效的辦法就是——平時盡量不在家裡放
任何零食和可以吃的東西！這一招很管用的，每次想吃的時
候，看到空蕩蕩的冰箱，即使自己想吃也沒有辦法，所以也
就忍下來了。

再來就是逛超市的時候很重要，因為食品區實在是誘
人，我會建議就根本不要去食品和糖果零食區；如果管不住
自己的話，那就在去超市前管好自己的錢包，只帶夠自己要

買東西的錢，把其他現金和信用卡之類的全部放在家裡。

如果還是很想吃東西的話，我建議每半個月可以有一餐「解饞」的時候，但要選擇在午餐，而且所謂的「解饞」也不是什麼都不忌口地胡亂吃東西，還是要遵循根本的減肥原則，只是可以把平時忌口的東西在「解饞」時少量吃一些，這樣尤其可以緩解減肥後期比較接近標準體重時出現的緊張和焦慮，對身體和心理的健康也是有幫助的。

不論採用什麼方法，其實說到底，最根本的還是要有毅力，減肥的種種方法只是一種手段，而成功的基礎還是取決於毅力。

減肥後，反而不會特別想大吃大喝

減肥和維持，以我個人的經驗來講，還是減肥的時候難。畢竟減肥是一個開始改變自己習慣的過程，因為改變的開始意味著諸多的不適應出現，不論是身體上的、還是精神上的不適應，都需要我們不斷用毅力來克服，這也正是減肥的難處和很多減肥者半途而廢的根源，一時的困難沒能克服，最終導致減肥前功盡棄。

然而，一旦身體適應新的環境和「運轉」規律後，即把身體調節成不易發胖體質，保持就變得相對容易。因為身體已經適應這種新環境，不會再有「排斥」，也就是偶爾會有嘴饞的現象發生，不過這時候只要稍微忍一下，也就過去了，不會再有減肥時的那種特別想吃的感覺。這就是為什麼我說減肥比保持還難。

局部塑身：瘦小腹＋瘦腿＋瘦手臂

想瘦小腹的話，可以做仰臥起坐；如果做不來，就換個輕鬆有趣的方式：每天唱歌 1 小時，要收腹提氣唱歌，用氣去唱，不要用嗓子喊；或是跳舞，什麼舞都可以，建議跳國標舞或交際舞，跳舞還可以塑造身形！

至於瘦腿，我就是採用跳健美操和做有氧運動的方法，再加上手部按摩。我推薦一種塑腿形的簡易方法——原地踮腳尖，每天 300 或 300 次以上，開始的時候會很疼，不過 4、5 天以後就會緩解，那時就可以看到些許效果。此法對我來說很有效，但還要根據各位姐妹不同情況來看效果。

臉的話，我減肥後，臉自然就瘦下來的；不只如此，

連腳都瘦了，現在買鞋子要比最胖的時候還小了 3 號。此外，減肥的家務比如拖地、打掃什麼的，最好是可以爬上爬下的，全身運動的，並且是清晨做最好，也能達到效果。

想要瘦手臂的話，可以舉礦泉水瓶，但時間要控制在半個小時左右，時間太長容易長肌肉，舉的時候速度也要慢一點，才能減脂肪。

胖女孩不要總是一身黑

我胖的時候穿什麼都不好看，所以只能挑一些極為樸素不起眼的衣服來穿，別人不會注意到我，避免被當成怪物。我個人認為，胖女孩穿衣服一定要簡潔大方，不要太花俏；因為本身體型就不佔優勢，如果再有些繁瑣的裝飾加諸其上的話，就更顯臃腫。

顏色也可以選擇稍深一些的，但要注意，不要穿著一身黑色，這樣不但得不到收縮體型的效果，反而容易造成一種壓迫感。還要記得少穿淺米色、純白色等亮度高的顏色。我現在穿衣服時比以前好多了，畢竟我又學了 4 年服裝設計，而且我的衣服都是自己設計，媽媽幫忙製作的。

肥胖≠醜陋＋愚笨

　　愈是胖女孩，愈要增加自己的自信！方法有很多，比如剪個適合自己的新髮型，參加一項擅長的活動，在別人面前展示一下自己的特長等。真正的自信源於內心，我希望所有的胖女孩都能記住這句話：肥胖並不等於醜陋和愚笨！

　　女子如花，胖女孩也一樣。每朵花都是美麗的，只是美的形式不同罷了，我們要善於發現自己的優勢，要充分展示自己的美。如果連自己都沒發現自己的優勢，沒有把自己的長處展示出來，那麼別人又怎能發現你的美呢？

　　請記住，不管多麼美麗的花朵，都是在它開放後，人們才認識它的美麗，它才被命名的。

　　美也不是只體現在身材上，美是多方面表現的。我們每個人都有長處，都有聚光點，胖女孩不比任何人差！相反地，由於我們長期無奈地生活在逆境裡，我們的心理承受能力要超出常人才能生存，所以我們的意志要比常人堅定。這是我們的財富，是老天對我們的厚愛。我們為何不把這筆財富運用到工作、學習和我們自己擅長的領域呢？為何不讓這筆財富為我們開闢出一片新的天地，贏得別人羨慕的眼

光呢？當我們用這筆財富獲得成功時，自信將油然而生！

　　親愛的胖女孩，不要再傷心，不要再自卑，要自強，要自信，只要我們堅持，就一定能成功！

美妍致讀者：每個女孩都是一朵花

　　走入成功減肥的第一步是最重要的，美妍建議想減肥的女孩們不要盲目減肥，要根據自己的體重、身體狀況、工作學習情況等做一個減肥計畫，在不影響正常生活、身體能承受的前提下，設定減肥期限和每一階段減重多少，一般情況應該是開始多減、逐漸少減。

　　然後，再制定前幾週的食譜和作息時間表，並且嚴格加以實施。這是減肥的第一關，也是最辛苦、最難實施的階段，只要堅持下來，以後就愈來愈適應，愈來愈輕鬆。

　　我想說，每個女孩無論胖瘦，都是美麗的，都是一朵獨一無二的花。即使很胖或減肥不成功也沒關係；想當初，唐朝的楊貴妃在那個時代，可是被公認為美女的典範呢！

第六章

從臃腫的繭中輕盈蛻變！

——1年減20.5公斤的筱筱

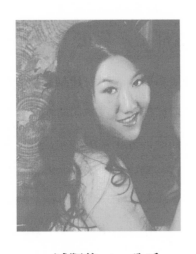

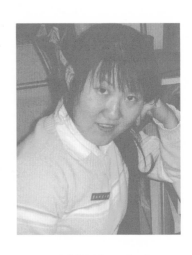

減肥後58.5公斤　　　　　　　　減肥前89公斤

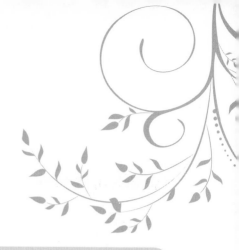

減肥美女小檔案

大名：筱筱

身高：169公分

目前體重：58.5公斤

年 齡：26歲

減肥方法：控制飲食＋喝少量水＋針灸＋適量運動

減肥歷程：1年

減肥成績：77.5 → 57公斤

減肥收穫：變漂亮，逛街一整天腳也不痛

減肥格言：管住嘴，邁開腿，擁抱幸福美麗的人生

像蝴蝶蛻變高飛──辛苦的減肥歷程

減肥的辛酸，只有真正減下來的人，才能體會得到。所有減肥的人都像一隻蝴蝶，從臃腫的繭裡蛻變出來。因為大家都辛酸過，不想自己遇到的遭遇，再讓別人經歷一次。我有時候在想，我究竟是為了那男生的一句話減肥，還是為了自己；然而這些現在都已不重要，因為減下了 32 公斤後的我，對過去，我已放下；對未來，我很有信心！

曾經，我是一個 89 公斤的大胖子，高三一年增加了 15 公斤，以前反正也不怎麼瘦，誰見了我都會說：「你怎麼這麼胖啊！」高中的英語老師可能不怎麼喜歡我，對我媽說：「你家孩子瘦了就不好看了。」誰都知道瘦了會變漂亮，這種話聽了多諷刺人。

上了大學以後，我才開始減肥。以前從來沒住過宿舍，住了以後，發覺大家都不胖。一起逛街，只有我試穿不進去心儀衣服，因此我意識到該減肥了，然後在大二時減到 65 公斤，因為少吃東西，還有加上運動而減掉的；但是後來多吃東西，還是會胖。當時我有做瑜伽及游泳，自己覺得已經不錯了，但其實還是胖。

　　2003 年 SARS 期間，我被關在學校，百般無聊，胡亂吃喝，體重又飆升到 75 公斤。後來，本科畢業要考研究生，在家復習了半年，取消一切運動，因此這次復胖得比之前更厲害，體重又達到 80 公斤，和最高值差不了多少。期間，歷經做論文、打工、意外骨折等，更讓我的體重不斷上上下下。

　　但後來的這件事，成為我開始減肥人生的轉捩點。他是我媽媽同事家的孩子，我們卻是在交友網站上認識的，剛開始覺得很有緣分。我給他看的是我 65 公斤時的照片，在他的要求下，我們見了一面。我對這個人倒是沒什麼感覺。

　　但見面時我 72.5 公斤，臉上還長了幾個痘。那時候我是胖了點，因為腳傷剛剛復原，正在努力地調整。他和我見面以後，在網路上向我表達他的想法：「我覺得你應該減到 50 公斤，你會更好看。」當時我的心就揪在一起，他還說我的照片是修改過；諷刺的是他自己也是個胖子，憑什麼要求我減到 50 公斤！我曾經恨他恨得咬牙切齒。同學朋友也都說，這樣的人根本不用理會。

　　但是後來我冷靜地思考，想想自己也是喜歡高大帥氣

的，沒有理由怪人家，愛美之心人皆有之，只能怪在錯誤的時間遇上錯誤的人，證明他並不是我的緣分。但是他的話提醒了我，我可以減到 65 公斤以下、甚至更低的體重。我決定給自己一個機會。

我突然發現，原來人瘦了，不論以前多醜都會變得漂亮。許多成功的減肥美女們激勵了我，我下定決心一定要減下去，目標是那個人提出的 50 公斤。

2007 年，是我生命裡最大的轉捩點，我的同學們推薦我去針灸減肥，剛開始我很猶豫，因為很多姐妹都說針灸減肥是會復胖的。可是我太想瘦，還是決定去試試。試了之後，果然效果很顯著，我的體重達到了我身高不再增長後的最低值，58.5 公斤。

研三時，宿舍裡的大姐說，她來的時候記得我是胖小姑娘，現在可不是了。我相信，我還能更瘦，我相信我能，一切皆有可能。

現在，快畢業了，我 57 公斤，50 公斤不是夢，心動不如行動。我會繼續，就絕對不能讓自己鬆懈！未來新的一年，我決定跨越它，我相信我可以像蝴蝶一樣蛻變！

要減肥的 N 個理由

★讓現任男友體面，讓過去男友遺憾，讓未來男友驚豔。

我復胖過，但相信能減肥成功

談到保持，就要先談談我的復胖史了。

正式減肥是從大一開始的，班裡的男生開玩笑：「現在的女生不好追，找個胖子，減肥以後變美女的那種就很容易，這就是有潛力的胖子。」這話是從同宿舍一個美女嘴裡傳到我們寢室的，當時雖然我也跟著一起嗤之以鼻，但是心裡的滋味兒就甭提多難受了。然後，我就開始正式的減肥生涯。

大二時，我減到了 65 公斤。那時候虛偽的讚揚聲真是不絕於耳，但是我卻沒有為了保持勝利成果而乘勝追擊，卻開始恢復以前的飲食習慣，大吃速食；加上「SARS」的發生，讓我吃得更多，一點一點慢慢地，在我不知不覺中就回到考研究所後的 80 公斤，幾乎和最胖的時候沒差多少。

　　碩士複試後，我開始意識到自己的體重再一次過了警戒紅線，決定開始重新減肥。那時候報了健身班，做瑜伽，去游泳，每天運動 2 個小時以上，控制食量，在入學前恢復到 65 公斤。碩士入學前的那個假期，我去做短期促銷員。用自己掙的錢拍了一套寫真。

　　研一下學期開學的那個 3 月 18 日，我遇到了一件倒楣的事情，腳扭到了。這一休息就是 2 個月，天天飯被端到面前，還有油膩膩的大骨頭湯加餐，當然也沒少吃豬蹄。體重一路飆升，回復到 75 公斤。我憑自己的努力，減肥到 71 公斤，感覺體重下降得不快，所以在同學的帶領下，6 月 14 日開始針灸，針灸減肥到 12 月，體重保持在 58.5 公斤；後來過年，我記住以前的教訓，過年期間沒有大吃大喝，每隔一天過午不食，體重保持得很理想。

　　現在我開始什麼都吃，比針灸減肥的時候量大了一點，基本保持在不餓的狀態。體重保持得很穩定。馬上要到夏天了，我覺得我還有空間可以讓體重再輕點。

　　我的復胖經歷告訴我，每次減到一定時期後不能大吃大喝，減肥成果保持半年以上，就不太容易出現大規模的復胖。

　　此外，還必須減到一個體能可接受的最低點。我們要相信我們還能再瘦點，那就不容易復胖，因為我們沒有留機會。保持體重的最好方法，就是繼續減下去。

　　即使復胖了，我們依然要堅定信心，相信我們一定會瘦回去，畢竟曾瘦下來過；這樣想想，就會很有信心。

　　許多人減肥都有復胖的經歷，我就復胖過，但是我相信我能成功，必須成功。我要給復胖的姐妹樹立信心，道路是曲折的，結果是光明的。

「六字訣」瘦身法

　　其實減肥不難，關鍵是你想要什麼。對我來說，減肥是為了美麗健康，所以我有自己的作法和原則，那就是六字訣「管住嘴，邁開腿」。

　　今年過年，我沒胖，因為吃得比較少，沒暴飲暴食。誰少吃都會瘦，有的姐妹們說沒吃多少，怎麼還是胖？對於這樣的姐妹，我建議每天記錄「減肥日記」，記下自己一天吃了什麼，分量是多少。我抑制不了食慾時，就會這麼做。

如果能夠做到這樣的話，那麼不運動，體重也應該會下降，但身材不可能好到哪裡去，而且質會變差。這樣不是美麗；就算是美麗，也是曇花一現！

因此，運動還是少不了的。瑜伽是個不錯的選擇，拉伸肌肉線條，使身材更修長。游泳也是比較好的一項運動，生命來自於水，人在水裡感覺是比較舒服的。游泳的時間一般控制在 45 ～ 50 分鐘，短了達不到運動的效果，還要連續不斷，不能游一會兒歇一會兒。

有氧運動也是不錯的選擇，很劇烈，能消耗大量的熱量，但是運動後會很想吃東西，很餓，這樣不利於控制食慾。所以建議大家不要採用。以上即可歸納為「邁開腿」的原則。

減肥另一原則是「管住嘴」，有許多人會說自己吃得不多，為什麼還會胖？我可以很誠實地告訴那些人，就是吃得還是多，不然不會胖。因為我以前也覺得自己吃得不多，但是事實證明是錯的。

姐妹們，我們要的是健康的生活，美麗的人生。減肥，只要做到這六字訣「管住嘴，邁開腿」就一定能成功。願大家都能美麗健康且幸福地過一生。

怎樣才能「管住嘴」？

　　「管住嘴」這三個字說起來是很容易，但做起來很難。這是減肥最難過的一道關卡。如果是體重沒有超標很多的美女，可以慢慢減少食量；如果很迫切地想減肥，那就必須對自己「狠」一點，乾脆就過午不食。我是屬於很容易就能控制自己食量的人，說不吃就不吃。至於方法，我覺得沒什麼好方法去抑制，只能告訴自己一定要瘦，一定要成功。

　　剛開始時會很難受，飢餓感會很強烈。我曾經嘗試過「三日斷食法」和「過午不食法」，覺得還是過午不食比較管用，因為三日斷食要求三天什麼都不吃，很難堅持，而且完成以後想吃東西的欲望會很強烈。

　　當我針灸減肥的時候，被要求每天只吃三個雞蛋大小的東西，而且要求不渴不喝，不餓不吃。這樣不出一個星期，胃就縮小了，飢餓感也不會那麼強烈。慢慢地，可以把「吃」這個活動淡忘掉，做點別的事情。閒下來的時候我會繡十字繡，這可以讓我很專注，忘記吃東西，同時就控制住欲望。有很多姐妹們喜歡看連續劇或者電影，這時一定注意不要往嘴裡塞東西，不然往往會不知不覺吃很多，而

且吃的都是零食，是多餘的。

也有人問我，吃得少，身體不是會垮掉？我減肥後也曾經復胖過，以我的經驗可以告訴大家，只要體重保持在一個水平半年以上，就不用像減肥期間那麼嚴格地控制飲食了。

但是，如果不是很胖，建議不要使用過午不食的方法，沒有大量脂肪儲備的前提，畢竟還是很傷身體的。

最後提醒一點，無論用哪種方法，睡覺前一定要管住嘴，不然就等著囤積脂肪。

三道健康減肥輕食料理

🍑 黑芝麻糊

我最近發現，在飢餓時吃一個雞蛋，然後喝點黑芝麻糊，對減肥滿有幫助的。

材料：純黑芝麻糊 100 公克、水 50 毫升。

作法：兩者混合攪拌均勻即可食用。

作用：這道料理很耐餓，熱量並不高，但營養非常足夠，可以減得很健康。喝黑芝麻糊好處多，有利於排便，滋養頭髮。

🍑 涼拌黃瓜

減肥的時候，吃雞蛋配黃瓜可以緩解便祕。單吃黃瓜比較單調，我這裡給姐妹們介紹一道涼拌黃瓜的食譜。

材料：黃瓜 150 公克、黑木耳 50 公克。

調味料：蒜泥 4 公克、香油 3 滴、醋 10 公克、醬油 5 公克、鹽 1 公克。

作法：黃瓜洗淨，切去瓜尾，用刀拍裂，橫切成塊，放入盤中；木耳洗淨用沸水汆燙至熟，撈出瀝乾水分放在黃瓜塊上，將調味料撒在木耳上，拌勻即可食用。

作用：黃瓜熱量低，除了可去濕利水、清熱解毒外，其所含膳食纖維有促進有毒物質排泄和降低膽固醇的作用。鮮黃瓜中特有的抑制糖轉化為脂肪的丙醇二酸有減肥功能。黑木耳中的磷脂、植物固醇及膳食纖維可降脂，有助於防治因血脂高所導致的動脈硬化。

再介紹一道翠絲銀針的食譜，這個名字很好聽吧！其實正是豆芽拌芹菜。

◉ 翠絲銀針

材料：綠豆芽菜 150 公克、芹菜 50 公克。

調味料：香油 3 滴、鹽 1.5 公克、雞精 0.5 公克，喜歡酸的可以加醋和少許蒜頭塊。

作法：芹菜洗淨切成細絲，綠豆芽洗淨，用沸水氽燙至熟，撈出瀝乾水分；將調味料加入拌勻。

作用：綠豆芽菜含水量達 94.6%，熱量僅 18 大卡，體積大、熱量低，具有清熱利水功效。芹菜富含維生素 P 和膳食纖維、鈣、鐵等營養物質，可清熱降血壓，防止血管硬化。這兩種原料均利於減肥。但是芹菜是感光蔬菜，吃多了容易長斑，不宜多吃。

功效顯著的「七日瘦身湯」

我在很久以前使用過「七日瘦身湯減肥法」，我覺得很難喝，但是很管用。但我認為還不如不吃東西的好，因為那味道感覺沒幾個人能持續喝一段時間。

七日瘦身湯含大量纖維素、維生素，能有效降低膽固醇，分解脂肪，暢通胃腸，解除人體內毒素。作法如下：

❶洋蔥去皮，用水沖洗乾淨，切成角形。

❷青椒用水洗淨，切成小塊狀，去除裡面的子（辣莖不要去除）。

❸芹菜用水洗淨，切成斜段。

❹番茄用水洗淨，切成小塊狀。

❺捲心菜洗淨，切成三角形小塊狀。

　　將以上各種菜放入大煲鍋內，注滿清水，翻滾後，慢火煲 3 小時左右，餘下湯水即可，湯水可濃可淡，你可用鹽調製你喜歡的味道，但不能放入動物油類。

　　此湯需一天飲用 10 次以上，每次 1 碗以上，連續 7 天即可達到減肥 2 ～ 2.5 公斤的效果。再飲用時隔水加熱，不能用火直接燉開。餓的時候一定要喝湯，餓的時候喝效果較好。

針灸減肥有沒有效果？

　　針灸減肥就是靠調理氣血和經脈達到減肥的目的。我會去針灸減肥，是同學介紹的，開始也半信半疑，因為我也曾經聽說過關於針灸減肥的很多負面報導，說減完了會復

胖。我可以很認真地告訴大家，復胖是由於減肥之後沒有控制飲食半年以上，所造成的體重波動。

當然，採用什麼減肥方法，都是要有一定付出的。我們這些減肥者歷盡艱辛才能保持苗條、保持美麗，沒有理由躺在那舒舒服服扎兩針，然後再吃好吃的也能瘦，所以針灸減肥的同時必須控制飲食，當然針灸也能夠在一定程度上，幫大家控制食慾。

針灸減肥時基本上一天瘦 1 公斤左右，瘦了 8 公斤左右就到了停滯期，堅持一下就過去了，體重不下降的時候也要嚴格保持先前的食量和運動，這樣自然就度過停滯期了。停滯期大概 5 ～ 6 天，堅持過了體重就會繼續一天天地下降。我靠針灸，在 2 個月內減掉了 10.5 公斤體重。

至於副作用，到目前為止還沒有發現針灸減肥對我有什麼副作用。

說到針灸減肥疼不疼，這個可能因人而異，每個人能承受的痛感不一樣，而且胖的時候因為脂肪厚，可能沒有瘦下來後那麼痛；有時候，和針灸師傅的手法也有關係。所以大家盡量選擇祖傳的正規中醫院，或口碑較好的針灸師。

大腿小腿塑身法：瑜伽＋皮拉提斯

　　我屬於胖四肢型和胖臉型，只要胖一點，肉就長到臉上和四肢上；但是隨著體重的下降，所有的部位都會跟著一起瘦下來，所以局部瘦身都是治標不治本的。然而，如果不採取一些手段，瘦下來的各部位形狀就會不漂亮。

　　小腿和大腿的形狀要保持漂亮，可以多做些拉伸運動，我則是透過瑜伽和皮拉提斯來改善小腿的形狀，肌肉延展了，就不會有難看的肌肉塊。例如經常穿高跟鞋的美女，小腿就很容易出現肌肉，因此可以適當做瑜伽和皮拉提斯。

　　瞭解瑜伽應該很多，但對皮拉提斯瞭解的人可能還不多。皮拉提斯訓練法是一種靜力性的健身運動，它融入了瑜伽、太極拳、芭蕾形體的一些理念以及教練個性化的內容。皮拉提斯簡單易學，動作平緩，而且可以有目的地針對手臂、胸部和肩部鍛鍊，同時又能增強身體的柔韌性，而且不受地點限制，在家裡也能練習。皮拉提斯對塑造肌肉線條的效果比瑜伽更顯著。

想不長胖，就要先讓身體溫暖

天氣冷的時候，是不容易控制食慾，尤其是北方的冬天。冷的時候經常會感覺手腳冰冷，穿再多衣服也不管用。那時候就非常想吃東西，而且也會多吃。但是很奇怪的，我體重降下來的時候都是冬季，可能消耗熱量也大吧！我們除了要控制食慾外，就是要讓自己的身體暖和起來。

最好的方法，就是喝杯熱呼呼的黑咖啡，咖啡中的咖啡因具有促進脂肪分解的作用，將脂肪釋放在血液中。喝了咖啡後，血液中的脂肪酸濃度會變高，這時適量運動，可將脂肪酸轉變成熱量，有效燃燒脂肪，身體也會變得暖暖的。而我個人覺得那苦中帶點酸的味道也能抑制食慾，喝了半杯咖啡後，我就不想吃別的東西。

但請注意，咖啡不能加糖和奶，否則對減肥沒有好處。

瘦小腹 5 項小祕訣

🍑 仰臥起坐＋抬腿

　　我的腹部沒有很誇張地凸出過，這可能和我初中時經常做仰臥起坐有關係。仰臥起坐是個很好的鍛鍊腹肌方法，但有的時候可能會傷到頸椎，這個要格外小心。做仰臥起坐不追求數量，要追求質量。做「臥」的動作時要配合吐氣，做「起」的動作時要配合吸氣，速度保持緩慢而均勻。每天要保持 60 次以上才會有效果，做膩了可以換抬腿運動；仰臥起坐鍛鍊的是上腹部，抬腿運動鍛鍊的是下腹部。

　　告訴大家一個竅門：只要平常走路和站立時，用力縮小腹，配合腹式呼吸，小腹肌肉就會變得緊實，進而能達到瘦身的功效。也許前一兩天會覺得很辛苦，走 2 步路就又不自覺地凸出小腹，但是只要隨時提醒自己「收小腹才能瘦身」，幾個星期下來，不但小腹逐漸趨於平坦，走起路來也更顯迷人。

🍑 腹式呼吸法

　　此外，我還經常做瑜伽的「腹式呼吸法」。腹式呼吸的

方法很簡單：吸氣的時候小腹脹滿，呼氣的時候小腹向內收。雖然剛開始可能不太習慣，甚至突然變得不知道該怎麼呼吸，但該呼吸法一方面有助於刺激腸胃蠕動、促進體內廢物排出，另一方面也能使氣流順暢、增加肺活量。最關鍵的是，它能讓全身發熱出汗，增加代謝率。

荷葉茶

除了腹式呼吸，我還有個絕招，可以讓腹部瞬間變平坦，那就是喝一點點的荷葉茶。喝過以後，就相當於已經清腸，會瀉得很厲害，所以不能經常喝。我只有在便祕和暴食過後喝過一點點。有嚴重便祕的人可以用看看。但由於這個有副作用和依賴性，不建議大家常用。

推脂減肥法

除了前面提過的主動式運動，還可以嘗試一種被動式運動──推脂減肥法。

推脂減肥法就是透過推拿、按摩，調節血液循環及內分泌功能，使機體失調的功能得以糾正；使食慾中樞得到抑制，異常飢餓感消失，並促進體內脂肪代謝，加速體內酸性

代謝產物的代謝，消除機體的疲勞感；使腰部、腹部、臀部等肥胖區都有明顯的收縮感，全身感到輕鬆；皮下脂肪和內臟器官脂肪會減少。但是這種方法非常痛，身上會出現瘀青，我暫時還不敢嘗試。這個方法對非常渴望局部瘦身的美女很有效果。

🍑 塑身內衣

我還穿過塑身內衣，這個方法可以達到抑制食慾、平腹收腰的功效。只是很不舒服，但是為了減肥，也要忍下去。對於皮膚敏感的人，可以把塑身內衣套在薄衛生衣的外面，這樣刺痛感會減輕。剛開始穿時可能不舒服，時間久了就會習慣。

這些肥胖紋，讓我們時刻都警惕

瘦下來的美女大多數身上都有或多或少的肥胖紋，我的手臂和大腿上也都有許多肥胖紋，後腰上還有更可怕的脂肪斷裂帶。有了這些肥胖紋，第一是注意不要再曬到太陽，如果被曬黑，這些可惡的紋路也不會變色，反而更明顯。

這是肥胖的時候造成的必然後果，並非減肥所致。如果不減肥，肥胖紋就會愈來愈多。

透過減肥，雖然肥胖紋周圍皮膚鬆弛，但至少不會繼續變多。加大局部皮膚的運動量，皮膚才會逐漸變緊，不過這需要一段漫長的時間，著急是無法解決問題的，一定要有耐性。我減肥後，肥胖紋周圍皮膚也是很鬆軟，由於我減肥耗時長，邊減邊恢復，肥胖紋和周圍皮膚恢復得很不錯，但是和沒被拉傷的皮膚比較還是有差別的。

其實，到現在為止，還沒有比較好的消除肥胖紋方法。有些護膚品可能可以淡化，但是想完全去除是不可能的。

誰讓我們曾經那麼貪吃、那麼胖呢？這些紋路只能讓我們時刻警惕，不再發胖。

減肥時「不減胸」的方法

🍎 天天游泳

有許多美女在減肥的同時，身材也走樣，有的瘦一點點，胸圍也像坐電扶梯一樣下降，有的胸變得像空布袋一

樣，乾癟下垂，這使許多人放棄了減肥。我雖然減掉了 32 公斤，但是感覺胸圍並沒有那麼誇張地變小，這要歸功於「天天游泳」。

游泳是一種能雕塑身材的運動。尤其是簡單的蛙泳，不用擔心會長肌肉塊，游起來不累，能連續運動 1 小時以上。因為本人腿腳不太好，不能選擇陸地上的運動，游泳就成了我的最愛。

蛙泳一個階段後，會感覺胸肌變結實，胸部明顯上提。

因為脂肪是附著在肌肉上的，肌肉變結實，脂肪也會隨著轉移到肌肉上，這樣外觀看起來很挺拔漂亮。不運動的人肌肉鬆垮垮，脂肪附著上去就像貼了個發糕，這樣外觀就不好看了。

按摩豐胸穴

沒事多按摩豐胸穴位，也會有不錯的效果。建議可以使用豐胸精油配合豐胸穴位按摩，來保持激素的正常分泌，促進胸部發育。

一個是乳中穴（即乳頭），按摩的方法是以乳頭為中

心，用五指捏壓乳腺腺體，每邊約 1 分鐘，可以刺激乳腺腺體及促進血液循環。

另外一個就是中府穴（腋下往上約一指、乳頭外約兩寸的位置），按摩方法是以雙手拇指同時壓兩邊的中府穴，一次至少壓 5 下效果較好，每下壓 3～5 秒，其功效是強化淋巴循環，達到豐胸效果。

減肥減到月經不來怎麼辦？

對於減肥減到不來月經的問題，我覺得完全不需要擔心，只要不是過度減肥，基本上不會出現這個問題。月經使我們減少的只是血液，補充蛋白質就好，不影響減肥。減少碳水化合物的攝入量就能迅速瘦下來。胖的時候也會出現內分泌失調，這就是我減肥前很胖時月經往往不準，減肥以後日期要規律的原因。按照生理週期，減肥真的事半功倍。

減肥也是要看生理週期的，針灸減肥的時候，停滯期往往就出現在生理期，體重在這時候下降得不明顯，是一種機體自我保護。

一般我把減肥結合生理週期，分成以下四個瘦身時期：

【福利期】　【超速期】　【平快期】　【緩慢期】

1 日――――7 日―――― 14 日―――――21 日――――28 日

　　這個方案營養上是充足的。生理期要注意的是：首先飲食要溫熱，不能太涼。蔬菜就不吃生的，優酪乳也要放溫了慢慢喝。

　　涼性水果少吃。其次就是多吃含鐵和蛋白質的食物。月經失血 30 ～ 50 毫升，需要這些東西補一補。 100 公克瘦肉最好，牛肉乾也行。也可以在粥或湯裡，煮點紅棗、桂圓、枸杞，這些可以補血，每天吃幾個不會增加多少熱量的。

　　其他零食不要吃，它們對你一點幫助都沒有。此外就是運動，前兩天小腹沉重，不能劇烈運動，否則弄不好就子宮下垂。仰臥起坐也不要做，不要游泳。可以走路、練啞鈴，做腰部以上的各種活動。第三天開始漸漸恢復運動量。

　　注意你的生理期，從結束的第一天就是減肥黃金期，堅持 3 天不吃主食，這幾天減得很快。如果你還苦思不得一個最佳減肥時刻，那麼我來告訴你，其實上天早就賜給你一

個專屬個人的瘦身時段。在這個黃金時刻，努力執行減重計畫，不僅事半功倍，還可贏得神清氣爽的好感覺！

很不好意思地和大家說，生理期是我解饞的良機。月經第一天，我通常不忌口地吃些自己喜歡的又營養的東西，也不做運動。這第一天對我來說簡直和黃金週差不多。過了這一天又要開始控制飲食，每個月都盼望這一天來臨。

像竹子那樣堅強纖瘦

筱，就是小竹子，細竹子。我取這個名字就是要告訴自己，面對困難的時候也應該像竹子一樣堅韌，百折不撓，朝著自己的目標努力。還有，我也要努力像竹竿那樣瘦！

減肥途中，當然有過壓力，相信許多的胖美女都有相似的經歷，因為身體的原因遭到白眼和鄙視。尤其是在愛情面前，我們失去本來的甜蜜，剩下只有苦澀的淚水。一次次的相親，見一次面就不再聯繫，甚至人家連正眼都不願意看我們一眼；被同學們在背後指指點點，隨便取外號。

自卑的心理慢慢佔據了自信。一次一次，我們驕傲的頭變得抬不起來，不敢面對陽光，不敢回應他人的目光。

　　我曾經問過一個男生，如果評價一個女生 100 分為滿分，那麼我能得多少分。他笑嘻嘻地說：「能得九十分，但是前提是你能減到 50 公斤。」這是一個哥兒們說的話。

　　女生們總這樣安慰我：「你本來個子就高，又快畢業了，也會找到一份不錯的工作，愛情遲早會有的，只要你再瘦一點。」這一句「只要」感覺就像一句咒語，讓我久久不能釋懷。

　　曾經我也自嘲：「找男朋友就是沒事找事。」但是，我也希望有個人能陪我走過最痛苦、最無助的減肥之路，可惜我沒找到。一次次看到夢想的翅膀被折斷，而我依舊相信幸福就在不遠處等著我。

　　人，活得要有尊嚴。我們還年輕，還有機會改變自己。只要我們從現在開始，一切都還不晚。即使沒有愛情，我也要做快樂的「剩女」！

要減肥的 N 個理由

★下雨天，可以與心儀已久的男孩子共撐一把傘，而不是把傘借給他。

感謝那個刺激我的人

對人真誠，渴望幸福。俗話說心寬體胖，胖子肯定不會小肚雞腸，一般都比較寬容的。對那個曾經刺激過我的人，我已經釋懷，而且我還要感謝他，要不是他點醒我，我真的不會那麼執著地減肥；而且瘦下來後，自己的心情變輕鬆了，不怕別人看自己的眼神，那一定是羨慕，而不是鄙視。

總和來說，我覺得胖美女的優點是寬容，而能瘦下來的胖美女優點是堅持。

有人吃得開心，可是我穿得開心

是的，有人吃得開心，可是我穿得開心，所以我還是選擇減肥。有人為了減肥後能吃更好吃的東西，我減肥是為了能穿上更多好看的衣服，為了看起來更漂亮，為了走在街上不被人指指點點，為了一輩子一次的婚禮……其實最多的還是為了自己的健康。

要減肥的 N 個理由

★做一個最美的新娘！

★50 年後，向你的孫子展示自己已經微微發黃的婚
　紗：當初奶奶的腰就這麼細喔！

筱筱致讀者：「六字訣」做到就能瘦

再次向大家強調六字訣：「管住嘴，邁開腿」，做到就
能瘦。六字真言，別無他法。大家一起加油！

當我回憶起這條艱辛的道路，有淚水，也有喜悅。有
一個個支持我的親人、朋友，也有給我壓力的諷刺者，這段
經歷值得回憶。當我老的時候，我的回憶可以告訴自己，
我堅強過、堅持過。

其實減肥就是過關，過一個又一個停滯期。人生的道
路依舊漫長，我相信，如果與肥胖的抗戰成功了，其他的一
切都不會難倒我。不拋棄、不放棄，總有一天美麗幸福的
人生會屬於自己。

當時間一天一天從我們指縫中溜走，我們慢慢變老的時
候，我們會不會後悔，那些因為胖而無法得到的東西？那時

的回憶只能是懊悔。為什麼不趁現在還年輕，我們還有時間，堅持地執著一次！堅持很難，但是，因為有了彼此，姐妹們互相鼓勵，一起快樂地減肥，一起享受美麗的人生，我相信我們一定都能堅持下來，一定能成功！

---

12 種最能瘦腿的食物

❶香蕉：含有特別多的鉀，鈉卻低得很，能消除腿部浮腫。

❷芝麻：維生素 E、維生素 B₁、鈣，特別是「亞麻仁油酸」成分，可去除附在血管壁上的膽固醇。

❸蘋果：其含鈣量比一般水果豐富很多，有助於代謝掉體內多餘鹽分。

❹紅豆：可促進腸胃蠕動及排尿，消除因為心臟或腎臟病所引起的浮腫。另含有纖維素，幫助排除體內鹽分、脂肪等廢物。

❺木瓜：含蛋白分解酶、南瓜素，可幫助分解脂肪。

❻西瓜：利尿，使鹽順利隨尿排出，對膀胱炎、心臟病、腎臟病也具療效。此外它的鉀含量不少，有利於瘦身。

❼葡萄柚：含獨特成分，使新陳代謝更順暢；熱量低，含鉀量是水果中的前幾名。

❽海苔：含有維生素 A、維生素 B_1、維生素 B_2，還含有礦物質和纖維素，對調節體液平衡很有幫助。

❾雞蛋：含維生素 A，給你雙腿滑嫩嫩的肌膚；維生素 B_2 則可消除脂肪；其他的磷、鐵、維生素 B_1 都對去除下半身的脂肪有利

❿芹菜：含大量的膠質性碳酸鈣，容易被人體吸收，對心臟不錯；又含有大量的鉀，可預防下半身浮腫。

⓫菠菜：使血液循環更活絡，提高新陳代謝。

⓬番茄：利尿以及去除酸痛的功效，可以有效消除腿部疲勞。

第七章

即使流淚，也要堅持下去！

——減掉31公斤的商婷

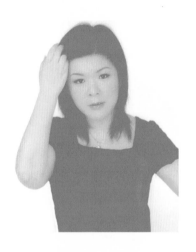

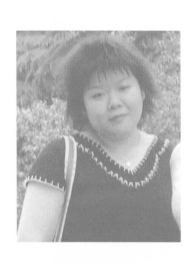

減肥後60公斤　　　　　　　減肥前80公斤

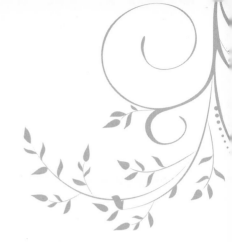

減肥美女小檔案

大名：商婷

身高：161公分

目前體重：60公斤

年 齡：26歲

減肥方法：控制飲食及運動

減肥歷程：2006年5月至今持續著

減肥成績：91 → 60公斤

減肥收穫：身體變健康，對人生的觀念改變

減肥格言：只有真正胖過的女孩才會知道減肥有多苦

把減肥當成我的生活堅持

我覺得只要掌握一些竅門，堅持減肥不會是難事。我每天都會吃主食。早餐我一般會吃泡飯，中午也會吃點，但也會克制一些吧！

聽說番薯是很好的粗糧，我就決定試試！媽媽幫我從菜市場買了特別小的番薯，大概半個手掌大小。我中午一般會帶兩個，用微波爐加熱 3 分鐘就行了！晚上則是吃些菜，最好是水煮，可以加調味料，但絕對不能加油的！我已經養成吃菜會用水洗或拿紙吸油的習慣，非常有用！關鍵是什麼東西都講究數量！我不贊成過分地節食甚至絕食！控制飲食才是根本。

自從減到 67.5 公斤後，吃上面沒有那麼節制了，我現在什麼都吃，包括熱量偏高的，但量都會控制住。因為不想瘦下來後繼續什麼都不能吃，所以最好身體能適應。

減肥後，就經常聽到親人和朋友問我：「你是不是打算一輩子不吃東西了？」我相信很多姐妹也聽到過父母這麼問，我會非常肯定地回答他們：「我有吃東西！」我的確有吃，包括蛋糕、零食！

　　我允許自己每週吃一次自己最愛的布丁蛋糕，允許每月和男友出去吃幾次大餐！但我不會允許其他日子裡我不堅持減肥。

　　我運動量不算大，保持每天半小時的呼啦圈及雙休日健身房 1 小時跳健美操。我能保持住，追根究柢還是因為堅持。半年下來，成果就出來了，最後受益的還是自己，所以要堅持。

減肥後口味變淡，食量也變少

　　生活習慣有很大的變化。首先是飲食，現在口味淡了，吃的量也少多了，吃到沒有餓的感覺就會停止進食。喜歡出汗的感覺，一段時間沒運動就覺得不舒服！生活作息是大大改變了！最胖的時候每天早上 3、4 點睡覺，下午 2 點起床，改都改不過來！現在每天晚上 11 點左右肯定睡覺了，早晨 8 點不到就起床。天熱的時候會和媽媽去爬山。最重要的是，覺得對任何事情都有耐心了，人的看法都會發生改變，會往好的方向去看！

商婷試過的有效減肥法

我嘗試過的減肥方法中，管用的主要有以下這些：

◉ 晚餐不吃主食

方法：晚上不吃任何主食類的東西，如米飯、玉米、粥、麵食。

成果：一週減掉 2.5 公斤。

其實這個方法很普遍，也非常容易做到！一開始就介紹這個方法，是因為這是我剛開始減肥用的第一個方法，也是我直到現在都保持著的一個習慣。菜可以吃，主食不行，多喝湯，先喝湯或吃水果，再開始吃菜，吃菜的時候把油去掉，或直接吃水煮菜。

特別提醒：最好吃水煮菜！嫌沒味道就加鹽，我最愛吃的就是水煮花菜，還有青菜。真的，蔬菜味道很好的。

◉ 中午只吃番薯

方法：午飯以番薯為主，可以加一個雞蛋。

成果：堅持了滿久，反正是我瘦得最快時的方法，基本

上是一個月減 4 公斤。

　　剛開始是聽說番薯減肥不錯，就抱著試試看的想法。早餐習慣吃泡飯，就把這個方法用到了中午，買的是非常小的番薯，女性手掌一半大小，所以到底是什麼品種的就不太瞭解。用微波爐加熱 3 分鐘，記得中間要翻一下，就能吃了。

　　特別提醒：微波爐烤的時候不用加水，可以洗一下擦乾後再烤。番薯對於預防便祕也非常有效。

🍊 游泳＋跳健美操＋呼啦圈

　　方法：蛙泳 600 公尺以上，跳健美操 1 小時，每晚半小時以上呼啦圈。

　　成果：這裡的游泳館，人總是非常多，所以只能偶爾去一下；跳健美操是每週 2 ～ 3 次；呼啦圈則堅持最久。

　　小學時曾學過游泳，也喜歡游泳。基本上是游 600 ～ 800 公尺。在游泳館裡，就算我游最早那場，到後半場也有很多人的，游完我就直接回家。跳健美操的地方沒有機器，這倒無所謂。那家健身房算老字號，老師非常負責任，會認真帶你跳完 1 小時，中途不休息。我試過瑜伽、

芭蕾，因為太胖，不適合我。

因此，我還是堅持跳健美操，每次跳完汗很多，非常爽！呼啦圈也是興趣使然，以前很流行的時候就玩過，可以把呼啦圈從腳上轉到腰上。所以每天半小時，不停地轉，肚皮小了不少。現在不轉了，改為每天 100 下仰臥起坐，這個也是我的強項了。

特別提醒：游多少，看自己所能承受的限度。跳健美操要堅持！就算你不能每天去，也必須規定自己每週至少兩次。呼啦圈不要選太重，買重量適度的較好。

🍑 熱量控制法

方法：每天控制熱量的攝入。比如，晚上如果有飯局，早餐就只喝牛奶，中途喝一杯咖啡；如果白天沒控制住，吃了什麼熱量高的，如餅乾、零食之類的，我就會把本來該吃的東西免除掉；要是晚上我想吃鍋巴，我就會不吃菜，並把想吃的零食統統放到第二天早晨吃，以此類推。

成果：堅持了沒多久，減輕了 2 公斤左右。

特別提醒：千萬不要大吃大喝！

🍑 飲茶法

方法：我試過普洱茶、荷葉茶、山楂茶、蜂蜜柚子茶、烏龍茶、黑咖啡。

成果：普洱茶去油膩，荷葉茶去水腫，烏龍茶養身。我最喜歡的是烏龍茶，買茶葉或品牌茶飲的無糖瓶裝都可以，減肥效果不如普洱茶和荷葉茶有效。普洱茶不錯，明顯地增加我排泄的次數。荷葉是西湖裡摘下來新鮮的，再曬乾後泡茶喝，可惜是涼性的，對於體寒的人，還是建議少喝。

山楂有開胃的作用，結果就是愈喝愈餓；蜂蜜柚子茶通便還算有效果。黑咖啡的缺點是太傷味覺和胃，泡的時候不要用開水，會導致咖啡喝起來發酸！喝了一段時間，發現黑咖啡相當耐飢餓，排水的功效不錯！不喜歡喝茶，也可以試著慢慢養成習慣。

特別提醒：月經不順、體質偏涼的姐妹，千萬不要喝決明子，這玩意兒是散血的，沒生過孩子還是小心點為妙。黑咖啡也少喝吧，會上癮的！

🍑 水果法

方法：初中時的暑假因為天氣太熱沒什麼胃口，就以西瓜當主食，當時瘦了好幾公斤。桂圓、荔枝千萬別吃，熱量很高的！

特別提醒：梨子是好東西！還特別喜歡吃桃子、草莓，多吃水果對皮膚好。有些水果可以幫助洗腸排毒，而且不同的水果排不同的毒。像草莓，熱量不高，而且又含有維生素 C，可用來清潔腸胃，強固肝臟。不過，對阿斯匹靈過敏和腸胃功能不好的美女，就不要多吃了。

櫻桃更是天然的藥物，它的果肉能去除毒素，對腎臟排毒有很好的輔助功效，同時還有溫和的通便作用。還有葡萄，特別是深紫色葡萄，更具有排毒的效果，它能幫助肝、腸、胃、腎清除體內的垃圾，不過葡萄太甜了，熱量有點高。

還是吃蘋果吧！如果怕胖，蘋果是不錯的選擇，除了豐富的纖維外，它含有一種特殊的物質，對排毒很有幫助，而它所含的果膠，則能避免食物在腸內腐化。

夏天到了，也可以把水果、蔬菜榨成汁，新鮮蔬果汁可是咱們的體內「清潔劑」，經常喝可以中和體內酸性毒素、

淨化體內臟器、平衡體質。

除了水果，富含纖維素或葉綠素的蔬菜也具有很強的解毒功能，比如菠菜和韭菜。還有綠豆湯，特別是海帶綠豆湯，清熱解毒祛火最好了，對皮膚頗具療效。

把減肥當作一種生活習慣

想要減肥，就要把減肥的觀念和行為，落實在生活之中，像是再也平常不過的習慣一樣。

因此，千萬不要買外面路邊的烤番薯，那麼大一個肯定會讓你長肉，甚至還可能加了糖精。我都是拿生的自己加熱吃的，或水煮，不加任何調味料，兩個加起來也只有女孩子一個手掌大小；且番薯對於消除便祕效果不錯！老媽有便祕，她吃就很有效果。

記住，吃到感覺不餓了就立即停止。我每天還會喝牛奶和吃雞蛋。下午餓的時候，吃一個白煮蛋和喝牛奶，這兩樣是每天都必須攝取的。

女生的話，一週 5 個雞蛋就夠了，雙休日可以不吃。下午會吃點水果。蘋果曾經是我很討厭的，現在卻很喜歡。

荔枝、桂圓等高熱量的水果則不要吃！西瓜我很喜歡，西瓜其實是利尿的，說吃西瓜會胖是因為吃太多，胃都撐大了，當然達不到瘦的效果！也試過一個月晚上只吃西瓜，因為天熱沒胃口，其他照常飲食，結果也瘦了 3 公斤。白天會喝普洱茶或荷葉茶。

找出最適合自己的減肥方式

我餓的時候，看別人吃不會覺得餓，只會覺得別人吃得好香。反正，到後來對別人吃東西已經麻木，沒啥感覺。就是偶爾去超市、麵包店時會盯著玻璃櫥窗裡的美食發呆。發完呆就沒事了！忍住！

現在還有個毛病，會買想吃的東西，然後給別人吃。既可以增進感情，又能減肥，一舉兩得；一口吃不成胖子，一天減不成瘦子。

減肥，應該是要找適合自己的方法，別人的方法用在你身上不一定會有效果。我每減到一個階段，就會改變一種方法。我非常不提倡那些絕食或單一飲食的減肥方法。我以前試過一次蘋果牛奶法，第一天，全天只能吃蘋果，共 1

公斤，約 5、6 個，慢慢地一小口、一小口吃；第二天，全天只喝牛奶或優酪乳，共 1000 毫升分成六、七等份，每次喝一份；第三、四天恢復正常飲食，然後再開始兩天蘋果牛奶日，不能喝水，基本上減的就是身體的水分，結果我瘦了 1.5 公斤。但方法過後立刻復胖！自從體驗過後，感覺非常不健康！身體就一個，所以我想提醒那些用極端減肥法的姐妹們，不要試！一口吃不成胖子，反之也是如此！

尋找喜歡吃和健康之間的平衡

對於喜歡吃的，我不會放棄；不能碰的，就遠離三尺！我列了減肥時的飲食黑名單，如速食、豬肉、泡麵、珍珠奶茶、奶油、除了無糖茶飲外的任何飲料。

可能是因為我減的速度慢吧！減肥到現在，基本上身上都沒有皺紋。頂多用手指按大手臂和大腿會有橘皮，但看不太出來。四肢和肚子的肉倒是鬆軟了好多。有人建議多喝豆漿；也擔心過瘦會皺巴巴的。看來，我堅持洗完澡後，就抹上潤膚乳液加按摩，是有效果的。

臉的話由於我本身比較白，還有從小愛喝牛奶、豆

漿。聽說豆漿能美白。古籍也記載豆漿：「長肌膚，益顏色，填骨髓，加氣力，補虛能食。」大豆裡的植物雌激素還能調理女性內分泌平衡。這裡建議喝豆漿時，也要選擇無糖的。

我不太忌口，現在不愛吃肉，喜歡吃素菜，海鮮也吃，但機會比較少。習慣以豆製品為主，比如說豆腐乾、豆腐皮、素小腸、素雞、麵筋；還可以吃些維生素或膠原蛋白。

相信自己會瘦，你就能瘦！

沒有堅持，缺少恆心；甚至有點病急亂投醫；還有就是覺得壓力太大，減到半途又放棄，前功盡棄。我也有過減肥減得特別壓抑的時候！於是，我和朋友約好去 KTV 飆歌！自從上次一個人狂飆 2 小時後，我發現唱歌真的是種放鬆的好方法！減肥時姐妹如果因為撐不住，也去吼一吼吧！會好很多的！

減肥只是一種手段。因為沒有人整天會去想著減肥，真這麼想肯定不會胖了，把減肥當成一種手段，這樣負擔就會小得多，也更能激勵你。確實有好多胖妞都想著一夜成

瘦子，想想也不可能啦！假設你真的苛刻地對待自己，可能在三個月裡讓你一下子瘦下來，但畢竟少數，對身體也不好。最好就是控制飲食加運動，相信自己會瘦！

度過減肥停滯期

體重減得愈輕，停滯期愈長！每次都想著，自己會不會已經到極限了？是不是真的不會再減輕體重？幸好這些困擾我不會太在乎。以前每到一個整數，比如說 75 公斤、70 公斤，肯定會停了。我就會想，我是不是減不下去了？這個時候就安慰自己，保持吧！保持住，不要再回復重量就好了。然後，突然有一天，體重又下去了！

如果你連自愛都不會了，只會怨天尤人，你怎麼去翻身？不少姐妹老說自卑，你有這個感嘆的時間，不如去想著改變自己，改變生活！不要妄想著不改變自己就被別人贊同和接受，世界上沒有這麼好的事情！你知道當自己瘦下來後，出現在熟人面前，對方臉上會出現什麼樣的神情，眼裡會透露出什麼嗎？試試看就知道了！絕對讓你覺得，一切都是那麼值得！

減肥需要戰友，人生需要朋友

我覺得減肥最重要的，是要交對朋友。在我看來，朋友不必在對方傷心的時候跟著傷心，只需真心誠意地問一句：「你沒事吧？」這就夠了！朋友是在你有另一半的時候，知道什麼時候該出現，什麼時候不該出現，不會在你幸福的時候冒出幾句酸溜溜的話打擊你！朋友就是在該讚美你的時候毫不吝嗇，批評完你後再安慰你。交對了朋友，時間再久，也不會沖淡兩個人的友情。

在這趟減肥之旅中，我最想感謝的是我的母親！老媽對於我減肥花錢花精力，對於我減肥的要求真是有求必應！身為女兒，我真的沒為她付出過什麼，只有她在永遠地付出。老媽，下輩子我當你媽媽！

還要感謝：落落、RINAY、淚師傅——從我減肥開始至今，一直是我最好的戰友！認識她們是我三生有幸。還有甘甘、莉莉、阿龔——陪著我一同減肥並一同腐敗的小姐妹。我們互相訴說自己的事，我們之間沒有避諱，有的就是作為朋友該有的義氣！

我現在只是稍微取得了一點成績，離目標還有一段距

離，但我相信我會以蝸牛爬藤的精神去面對。等我爬上了，葡萄也就成熟了！只要付出就會有收穫。爬呀爬，總有一天，我們會變得更漂亮。

商婷致讀者：即使流著眼淚，也得堅持下去

雖然和以前比我是瘦了，可是作為一個女孩子還是有點胖！我會堅持下去。最終目標是 50 公斤。親愛的減肥姐妹們，就算胖的時候，每天也要開開心心的！首先，是要自己愛自己！只有真正胖過的女孩子，才會知道減肥有多苦，但就算是流著眼淚，我們也一定要堅持下去！

買想吃的東西，然後給別人吃

親愛的大家，如果減肥中常遇到別人大快朵頤，而自己卻只能小心翼翼控制甚至忌口的情況，不妨偷學這招：「買想吃的東西，然後給別人吃」。因為有時看到美食不買，就會覺得太壓抑自己了，就是想擁有，就是想買回家。

因此，通常的作法是買回去，再給家人或朋友吃，別人

吃就等於自己吃。有時我也會做一些熱量很高的菜,不過做出來是給朋友們吃的,自己不吃。有這樣的說法:其實做好菜的人,自己並不會吃很多,也許就是這個原因——做菜過程中,味蕾和嗅覺已經大大滿足了。

減肥又養顏的 4 款自製飲品

第一款 檸檬綠茶

材料:綠茶 1 小包、蜂蜜 1 小匙、檸檬 2 片。

作法:

❶取綠茶包和檸檬片放在杯中,加入開水泡 10 分鐘。

❷待溫涼之後,將蜂蜜倒入攪勻即可。

功效:能溫和地促進肌膚新陳代謝、血液循環。

第二款 薏仁奶茶

材料:磨成粉的薏仁適量,脫脂牛奶 1 杯。

作法:將牛奶煮沸後加薏仁粉攪拌均勻。每天 1 杯。

功效:瘦腿,美白。

第三款 玫瑰蜂蜜茶

材料:乾玫瑰花 6 朵、紅茶 1 小包、蜂蜜 1 大勺、檸

檬片 1 小片、白開水 550 毫升。

作法：

❶在開水中放入紅茶包、乾玫瑰花、檸檬片，泡 10 分
鐘左右。

❷待溫涼之後倒入蜂蜜。

功效：性質溫和、降火氣，可調理血氣，促進血液循
環，且有消除疲勞、保護肝臟、胃腸之功能，促進新
陳代謝，減肥消脂。

第四款 蘆薈紅茶

材料：蘆薈 20 公分長的 1 段，菊花少許，紅茶包 1
個，蜂蜜 1 勺。

作法：蘆薈去皮取肉，將蘆薈和菊花放入水中用小火
慢煮，水沸後加入紅茶包和蜂蜜即可。

功效：提高細胞活力，加速脂肪消化，調節人體的生
理機能。

第八章

減肥沒有失敗的，除非你放棄！
—— 減掉40公斤的旖旎

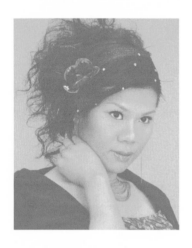

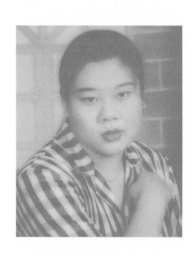

減肥後65公斤　　　　　　　　減肥前105公斤

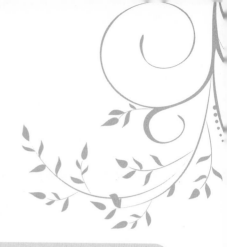

減肥美女小檔案

大名：旖旎

身高：176公分

目前體重：65公斤

年齡：27歲

減肥方法：以健康爲前提的節食

減肥歷程：近1年

減肥成績：105 → 65公斤

減肥收穫：找回自信，改變人生，擁有幸福家庭

減肥格言：無論用什麼方法，只要堅持，一定可以瘦

感謝減肥，成功甩掉 40 公斤的陰暗人生

提起我的減肥生涯，真不知道已經持續了多久；幾年下來，已記不清楚有多少次成功與失敗，如今，從當時 105 公斤減到 65 公斤，其中包含了太多的酸甜苦辣，儘管還談不上是一個成功者，還沒有達到很理想的目標，但至少自己的努力有了回報，現在已經擺脫一大部分的肥肉，自信也接踵而來。

在我的記憶中，我一直就是一個胖孩子，很少量體重，只記得 8 歲的時候量過一次，40 公斤，從來沒有過瘦的印象；我的飯量大，又不愛運動，這就是變胖的罪魁禍首。也許是因為年齡小，自己從來沒有為胖而發過愁，每天過著無憂無慮的生活，以至於後來成就了我這一身肥肉。

隨著年齡的增長，自己看著別人穿著漂亮的衣服，也開始感覺到自己肉多了點，但從沒考慮過要減肥。雖然知道自己胖，但也沒有想要控制的意思，只希望有一天，不需要靠自己的任何努力，就可以奇蹟般地瘦下來。現在想想，當時的想法真是天真啊！

轉眼上初中了，帶著對新學校、新同學的新鮮感，迎向

開學的時間。當時的體重已經有 90 公斤，因為胖的原因，我最討厭的就是量體重了。一下子要面對大部分的新同學，迎來他們異樣略帶著偷笑的目光。

慢慢地，我的體重成了別人取笑的項目，我自卑，也生氣，但這些都絲毫沒有影響我的飯量，唉！就一直這樣，帶著逐漸增長的體重，讀完了初中；我甚至記得初中畢業體檢的時候，我自己都不好意思量體重，沒辦法，一站上體重計，指標一下就指向「100」，我懂了，是 100 公斤！當時除了驚訝，就是羞愧，怕別人看到我的體重。

高中的三年，體重又增加了，在畢業的時候，體重達到 105 公斤。當時也想過減肥，嘗試節食、運動，但都沒有持續下去，後來就放棄了。

後來，我考進一所醫學院校，開學時，我帶著 105 公斤的體重，踏進了大學的校門。在開學之前，我有很多顧慮，想著同學們的嘲笑，自己心裡真是不好受，可是當時又控制不了自己這張嘴，在美食面前，什麼都顯得不重要。

記得踏進教室的一剎那，時間彷彿凝結般，教室裡一陣安靜，所有目光一起投向我，有的似乎嘀咕些什麼。說來也沒錯，當時的自己，就是一面牆，全班乃至全校女生中我

是最胖的，比我胖的男生都沒有幾個。當天在教室裡，我不知道是怎麼度過的，真恨自己的這一身肉。

後來，還有件事對我打擊不小。由於學校有軍訓課，學校發給每個人一件大背心，我拿了尺寸大號的，看起來像個小窗簾一樣，我試了試，天呀，竟然套不上。當時腦袋一片空白。我怎麼會變成這樣？

想想自己多年以來，因為胖所造成的困擾，我下定決心，要開始減肥！當時的決心真是不小，我採用運動法、節食法，每天吃完後，盡量不坐，原地跳，不過儘管這樣，我的體重還是沒怎麼變，慢慢地，我又放棄了……

放棄一段時間以後，這種強烈的減肥欲望又回來了。這次是因為看到同寢室的女生穿著漂亮的衣服，我卻穿不上；買衣服的時候不是我選擇衣服，而是衣服選擇我，只要能穿上就謝天謝地了。於是，減肥又開始了，依然是老辦法，不過這樣來回地減，來回地失敗，都不知道浪費多長時間，總之到大學畢業也沒成功！

後來去了外地一家醫院實習，當時體重大概有 90 公斤，因為第一次離開家上大學，就瘦了有 10 公斤。實習是輕鬆的，學習課程也不重，我再一次狠下心減肥了。每天

幾乎不吃主食，不過運動也少，但這時候奇蹟真的出現。

幾個月下來，我瘦到 75 公斤，看到這個變化我真的太高興了，同學都說我瘦了不少，當時買衣服也稍有挑選的權利了。

不過好景不常，我畢業，暫時還沒有找到工作，回到家，依然過著自在的生活，於是身上的肉又悄悄地長了回來，回到 90 公斤，漸漸地到了 100 公斤。面對重新長回來的肉，我哭都來不及了。

沒別的辦法，減肥吧！我還是用老辦法，飲食控制，堅持下來，從 100 公斤瘦到了 84 公斤，當時有別人試過用針灸的方法，我也決定試一試，兩個月的時間就從 84 公斤到了 70 公斤。

我繼續節食，再加上跳健美操，終於減到了 65 公斤。173 公分的身高，這個體重還不是我最終的目標，但到了現在，我已經很滿足，瘦了以後的感覺一級棒！這段時間以來的堅持，換來了一個全新的我！

曾經的肥胖帶來各種壓力——學業、事業、愛情；如今，這些我都已擁有，我還擁有了一個愛我的老公，和一個可愛的小寶寶。我感謝減肥！

要減肥的 N 個理由

★買衣服的時候不是衣服挑你，而是你挑衣服。

★不用聽老媽在耳邊嘮叨：「再不減肥就嫁不出去
　啦！」

旖旎的減肥食譜大公開

● 第一階段：3 個月，不吃主食

　　一開始，我只是控制飲食，而不是盲目地節食，參考了
市面上關於按摩減肥的食譜，我基本上就是以此作為參考，
執行大概有 3 個月，這期間一點主食都沒吃過。

早上：一杯無糖豆漿或牛奶，一個水煮蛋。

中午：冬瓜湯，蝦米油菜，瘦肉，還可以吃小半碗米飯。
　　　這是按摩減肥的食譜，但我一直沒吃米飯。

晚上：可以吃黃瓜、番茄，不過我什麼都沒吃，因為不愛生
　　　吃這些東西。

● 第二階段：2 個月，針灸＋節食

　　後來針灸了兩個月，依然是這個食譜，當時一心堅持

下去。針灸 30 針後，我瘦了 14 公斤！針灸過後，繼續節食。不過飲食內容稍加調整。

早上：有時喝無糖豆漿，加雞蛋，有時喝粥。

中午：青菜，瘦肉。

晚上：水果。

🍎 第三階段：過午不食

早上：一杯豆漿，1 個雞蛋，一小塊玉米餅。

中午：豆芽一盤，小橘子 2 個，幾塊排骨。

晚上：沒有，這個階段每天我基本是過午不食的。下午有時會吃個橘子。

🍎 第四階段：適量晚餐＋開始運動

我一開始節食的時候吃得很少，不吃任何主食，有時吃些水果。

以前的我，從來沒有運動過，因為我對運動不太感興趣，無法堅持。由於現在節食的效果不大，我才開始運動，不過一運動起來，感覺還不錯，所以覺得減肥要配合運動比較好。這時候因為晚上都不吃飯，我受到家人的責

備，他們跟我講了節食的種種危害，以後過午不食是不可能
的，家人要求我每天固定攝取定量的飯，但這我可做不到，
晚上少吃點青菜我是可以接受的。節食的危害確實不小，
這我也清楚的，當然以後可不能為了減肥，而不要健康。

第五階段：適量控制飲食＋跳健美操

這個階段通常每天的食譜是：

早上：一個水煮蛋，一杯豆漿，菠菜少許，一塊排骨。

中午：很多青菜、豆腐、瘦肉少許。

晚上：一根香蕉。

一般晚餐吃完後會出去散步，快走 1 小時；沒去跳健美
操時，只能用快走的方法鍛鍊了。

哪些食材可多吃？哪些要忌口？

水果又好吃，熱量又低，我很喜歡作為減肥餐。最好
的是蘋果，有很多維生素和水溶性膳食纖維，熱量很低。
然後是香蕉，特別能吃得飽的食物，含豐富的維生素 C，不
會餓肚子。柚子也很好，它所含成分可以溶解體內脂肪和

膽固醇。除此之外，能夠幫助減肥的食物還有以下幾種：

豆腐：可用來代替高脂肪肉類，補充蛋白質。

蘑菇：熱量很低很低，營養很高。

菠菜：含豐富鐵質，能加速新陳代謝。

西芹：如果不加油，西芹的熱量低到不能再低。

咖啡：每日一小杯黑咖啡，可多消耗些能量。但不能多喝，多喝了睡不著，對身體也不好。

我也喜歡蔬菜，因為減肥中的人常常需要吃很多青菜，我就特別留意了一些胃不好的人應該少吃的，列出來給有需要的人看看。

蘿蔔：性寒，有胃痛、虛寒體質以及有在服用人參、鹿茸補藥者應忌食。

黃瓜：性涼，脾胃虛寒者忌食。

紫菜：性寒，胃寒者忌食。

芋芳（小芋頭）：性偏溫，胃痛者忌食。

四季豆：性寒，且有小毒，胃寒者忌食。

捲心菜：胃酸過多者忌食。

辣椒：性溫，胃熱、有痔瘡煩惱者忌食。

靠針灸減肥，30 針瘦了 14 公斤

因為我在醫院上班，對針灸也有所瞭解，認為這個沒有副作用。針灸要找正規且專業的減肥機構或醫院，比如在醫院裡的針灸科，或是中醫院。

針灸對於每個人的效果是不一樣的，有的人敏感，效果就會好一點，我自己覺得針灸真的有用，不過減肥後的保持更重要，要是復胖，那就全白費了。我針灸以後一直沒復胖，因為一直在控制。我當時是瘦了 14 公斤。

另外，針灸期間的飲食更重要，一般都是一開始減得快，但水分多一些，因此還是要靠毅力堅持下去！至於痛不痛這個問題，畢竟是扎針，說一點都不疼，那是不可能的，這與醫生的手法有關係。但這個疼是可以忍受的，就像蚊子叮一樣。

最值得注意的是，針灸期間的飲食很重要，控制好，才能瘦得快一些；還有就是針灸以後，保持比減肥更顯得重要。因為減肥是一輩子的事，無論什麼時候，都得控制住飲食。

即使遭遇停滯期，也要堅持下去

減肥停滯期，相信這對減肥者來說，是最難過的事情了，每天盼著體重下降，哪怕只是一點點，心情都格外得好。其實停滯期是正常的，是在減肥過程中都會遇到的問題，只是要看自己怎麼面對。

當時剛開始減肥的時候，節食的效果比較明顯，以前吃得很多，一下子食量減少了，這樣看到的效果也明顯。由於一開始減得很快，看到效果以後，自己也更有信心堅持。後來慢慢地，就減得愈來愈少，漸漸地就是停滯期了。

這時候更要堅持住，雖然體重會不變，但不能放棄，經過這一段後，體重會繼續下降。

不過，想熬過停滯期，就真的要靠自己的行動了。我當時是增強自己減肥的信心，即使是到了停滯期也一樣，一點也沒有放棄的念頭，於是就這樣挺過來了。

生理期過後，是減肥的黃金期

我認為生理期間，倒不需要太刻意節制，因為那個時候特別需要營養，不能光為了減肥，還是身體比較要緊。

不過，生理期過後，就是減肥的黃金期，這時候可要好好把握才行。減了這麼多，其實重要的還是減下來以後的保持與控制，要不然很容易復胖的。建議每天早上和中午要吃飽，晚上就不吃。此外，或許有時候也會很想吃東西，偶爾也會大吃大喝，不過問題不大，偶爾一、兩次，不會影響減肥大局。

輕鬆瘦小腹的祕訣

因為我天生就懶，又愛吃，造就了這一身肥肉，愈胖愈不愛動，形成了惡性循環。減肥時從來不運動，因為我根本就堅持不下去，所以就乾脆不動，只想靠著節食減肥，後來也慢慢地瘦了。

尤其是到了現在，長時間的節食，我的身體已經適應了。坊間「21 天減肥法」我有試過，太極端了我不怎麼贊

成，因為我認為在減肥的基礎上，還是要確保每天的營養均衡！

　　現在節食對我來說，是不能減肥的，只能算是保持。我現在每天晚上都會跳健美操和做瑜伽，雖然很累，但會告訴自己這是在消除脂肪。其實健身不一定要減肥，可以是塑形，會讓身材更結實、更健美。

　　建議減肥中的姐妹們，在節食的同時，適當地做運動，每天快走1小時，這項運動簡單，又不會讓人覺得太累，運動後肉不會太鬆，而且這樣對瘦腿很有效果。另外，我現在每天搖半小時的呼啦圈，晚上快走半小時，一開始從較低強度的運動開始，循序漸進增強即可。

　　下面推薦一個可以瘦小腹的方法，大家可以試試，每天晚上睡覺前及每天早上剛醒來時各做一次即可。

肚臍正上方一指幅處（約2公分）揉50下。
肚臍左右各三指幅處揉50下。
肚臍下方四指幅處揉50下。

　　此外，走路時收小腹也能瘦小腹。其實好身材，就是

透過生活中一點一點的細節塑造而成的。

你犯了這6項減肥大忌了嗎？

我的減肥知識也是從零慢慢累積的。記得減肥期間，我看過一篇很實在的文章，說的是減肥中的一些大忌，當時對我很有幫助，我把其中幾項轉錄如下：

🍑 多餐減肥

「少量多餐」的前提是每日攝入的總熱量是固定的，只是把它們從三餐分成五餐來吃。但如果你只記住了「多餐」，一天下來，其實比原來一天三餐的食量還要大。

🍑 熬夜減肥

熬夜時間一長，你可能會吃宵夜，吃宵夜一般來說會讓你更胖，導致合成脂肪的胰島素，在晚上分泌得較多；這就意味著：吃同樣的東西，在晚上更容易變成脂肪，在體內沉澱下來。

● 吃精細加工的食品減肥

　　愈新鮮愈自然的食物愈有利於減肥。因為在食品加工中，往往加入了過多的調味劑、油脂和澱粉等物質，這些成分是減肥的敵人。而加工過「軟、爛」的食物，往往會加快進食速度；人體是透過血糖值的上升和胃的飽足感，來向大腦中樞神經傳遞吃飽了的資訊，如果進食速度過快，你就不能及時感覺到飽足，結果導致進食過量。

● 劇烈運動減肥

　　「有氧運動」才能消耗更多的熱量，它必須具備三個條件：運動所需的能量主要透過氧化體內的脂肪或糖所提供；運動時全身大多數的肌肉都參與；運動強度在低、中等之間，持續時間為 40 分鐘或更長。

　　有氧相關運動如快走、慢跑、健身操、游泳、騎自行車和各種球類運動等。而高速、劇烈的運動，如賽跑、舉重、投擲、跳高、跳遠、拔河等是無氧運動，對減肥助益不大。

吃炒青菜等素食減肥

素食中亦不乏高熱量的食物，比如炸春捲等以多油多糖為主的素菜。油比肉產生的熱量還要高，如果拿這些高油素食來代替瘦肉類，對減肥有害無益。

抽脂減肥立竿見影

抽脂減肥中的皮下脂肪雖然被拿走了，但內臟脂肪卻沒有被拿走，這樣能暫時成就好體型，但卻不能減少心血管疾病的發病率而維持健康。身體過於肥胖者，應該在醫生和營養師的指導下，依靠合理的飲食習慣並透過適量的運動，來達到健康減肥的目的。

產後多久，才能開始減肥？

如果想要產後減肥，我覺得最快要等到寶寶4個月以後吧！從寶寶添加副食品開始，此時不再是寶寶獲取營養的唯一來源。沒斷奶時千萬不要急著減肥，這樣對正在吃奶的寶寶是很不負責任的，因為減肥就代表要減少食量，會影響奶水質量的。

　　如果少於 4 個月就減肥，寶寶可能會長得不夠快。如果急著要瘦回原來的體型，建議可做些溫和的產後運動，比如散步這樣輕度的有氧活動。千萬不要一生產完沒多久，就開始劇烈運動，那樣很可能導致子宮康復速度變慢並引起出血，嚴重的還會引起生產時的斷面或切口再次遭受損傷。如果是剖腹生產，則需要更長的恢復期。

　　一般來說，產後 6 個月是產婦減肥的黃金期，因為這段時間產婦的新陳代謝率仍保持較高水準，而生活習慣也尚未定型，因此減肥的效果會更好。

　　如果不急著恢復身材的話，還是等 8 個月後，寶寶斷奶了再減。我自己餵奶時，也還是胖胖的體態，但是為了自己的寶寶，胖也應該的。等到斷奶後，我就開始減肥。先對寶寶負責，再對自己負責，餵寶寶和維持身材兩邊都不耽誤。

要減肥的 N 個理由

★讓寶寶覺得自己的媽媽最漂亮！

餵奶就是最好的減肥方法

我發現，「母乳餵養」真的能幫助媽咪們回到孕前體重，因此餵奶就是很好的減肥方法，除了能把營養熱量分送給寶寶外，還因為半夜要常常起來照顧的緣故。

也許是因為我的易胖體質，自從生完寶寶後，我的體重直線上升。我是從寶寶 8 個月後開始減肥的，在不影響哺乳的情況下減肥，一方面要減肥，另一方面還要保證奶水的營養。可以說我的減肥節食不是很嚴重，每天吃的東西種類很多，但一定要保證量少，每樣東西只能吃上兩口。如果有條件的話，可以適量運動，如果自己帶孩子的話，就不用刻意做運動，因為帶孩子就已經很辛苦了。

坐月子期間我吃得比較多，那時候每天要吃三到四頓飯，還有喝大量的湯，平時水果、零食不斷，把胃撐得太大。自從開始減肥，最初的節食還真讓我有點受不了，看什麼都想吃，每天晚上躺在床上，就是想像吃的東西。

減肥期間，我還採用了穴位按摩的減肥法，原理就是透過穴位按摩來控制食慾。其實不管採取哪種方法，追根究柢就是要「少吃」，這是最重要的。

怎麼減肥，才不會影響寶寶哺乳？

哺乳期間減肥，節食不要太嚴格，我剛開始減肥時正是哺乳期，每天我依然是一日三餐，主食減量，比如說以前一頓都能吃上 2 碗飯，從減肥開始每天飯量先減少半碗，堅持一段時間後，再減少半碗，用循序漸進法會更好一點。

不過儘管這樣，當時的我還是餓得難受，因為坐月子期間補得實在是太多了，胃口大開之後想再縮小，真的很不容易，這就完全要靠個人毅力，堅持幾天後基本上可以適應。

在懷孕時，為了寶寶的生長發育，我們要比平常吃得更多。生了寶寶後，對飲食的需求量與進食目標不一樣，只要能夠聰明地選擇食物，就一定能將懷孕所帶來的贅肉逐步消除掉。其實，餵奶期間並不是要吃高熱量的東西，而是要吃高營養的東西。這兩者是不同的。而我是這樣吃的：

❶炸食品先去掉油炸麵皮後再吃。

❷肉類去皮且不吃肥肉，只吃瘦肉部分。

❸以水果取代餐後甜點。

❹以紅糖代替白糖，紅糖可以補鐵補血。

❺以茶、開水或不加糖的飲料及果汁，來取代含糖飲料
及果汁。

❻多吃一些水果、蔬菜與雜糧穀物。這些含有大量纖維
素的食物能延長飽足感，還能夠提供我們許多重要的
營養物質。

❼多吃一些營養豐富但熱量並不高的食物，比如脫脂牛
奶、優酪乳、禽肉、魚類、豆類、瘦牛肉等，它們都
是蛋白質、鋅、鐵與維生素 B 群的良好來源，對於恢
復體型、維護健康至關重要。

❽為了乳汁的質量，不吃辛辣等刺激性食物、不吸煙、
不喝酒。

❾少油、少調味料、少吃刺激性及重口味食物。

❿多喝水有助於減重，幫助身體排除廢物，對產婦很重
要。

⓫吃點堅果，讓寶寶更聰明。但不要吃太多。

　　多吃健康食品的同時，要經得住垃圾食品的誘惑。生小孩後，產婦們的身邊肯定會堆滿了各式各樣的食物，其中一些或許就是垃圾食品，儘管這類食物很誘人，但卻對健康不利，因而要堅決地將這類食物剔除出去。還有，如何合理地進食，也是減肥的一大學問。

　　這時候，產婦們一定要吃早餐，這樣不但有利於瘦身，而且還有益於健康，一些高熱量的食物建議可以放在早餐吃。

　　下面推薦一個哺乳期間的高營養低熱量食譜：

上午：8：00　早餐，雞蛋1個＋牛奶1杯（或豆漿1杯）＋燕麥粥1小碗

　　　　10：30　加餐，香蕉1根（或者蘋果1個）

中午：12：00　午餐，糯米雜糧飯1小碗＋100公克瘦牛肉（或雞、魚）＋200公克青菜＋低油的燉湯1碗

　　　　15：00　加餐，脫脂牛奶或豆漿1杯＋蘋果1個

晚上：19：00　晚餐，加1勺紅糖的小米粥1小碗＋50公克瘦肉＋蔬菜

　　　　21：00　加餐，水果

眞腰瘦
你也能變正妹

【明星教你瘦身】

小 S 產後瘦身 13 公斤的減肥食譜

產後第一天（1 日 5 餐）

早餐：薑絲魚湯、麻油麵線、綠色蔬菜

中餐：麻油豬肝、五穀雜糧飯、什錦蔬菜

下午茶：甜粥玉米

晚餐：藥膳雞腿、鮭魚炒飯

宵夜：黑糖番薯

第一週：鱸魚湯、豬肝藥膳餐

功能：排除體內毒素

鱸魚有補中益氣的作用，對於病後身體元氣的恢復、傷口復原、妊娠水腫及小孩吸收消化不良，皆有改善的效果，所以多喝魚湯是對身體有不少好處的。

材料：鱸魚半尾（魚頭），老薑一塊。

作法：鱸魚洗淨，魚身劃下兩刀，老薑切片。水滾之後先將魚放入，待水再次滾起時放入薑片。然後再加入少許鹽及烹大師調味即可。

第二、三週：豬腰、雞、燉品

功能：補充鈣質、礦物質。這些食材料理有溫補作用。

　　另外，我還學會一個產婦運動減肥的妙招，就是經常推著手推車裡的寶寶到處走，真的很能減肥。與孩子一起外出散步，把孩子放在嬰兒車裡，推著車子到環境優美的公園或廣場去散步，在讓孩子感受大自然各種聲音與氣息的同時，自己也獲得了減肥和鍛鍊的益處，一舉兩得。

停止哺乳後，怎麼減肥？

　　停止母乳餵養後，我覺得任何一種減肥方法都可以採用，不受寶寶的限制，當然也可以加快減肥速度，不過也不要太極端了，本身的健康狀態還是要放到首位，減得面黃肌瘦也不好看。

　　另外，如果是採用運動減肥的話，不管在鍛鍊之前、鍛鍊之後還是在鍛鍊過程中，都要隨時補充水分，這點對產婦尤其重要。

　　如果受得了薑味的話，可以喝薑茶。紅茶和生薑有暖身作用，喝生薑紅茶能增強身體代謝，促進脂肪燃燒，促使之前因為吃得過量而囤積的廢物排出體外。

薑茶

材料：紅茶包1小包、去皮生薑五片、蜂蜜適量。

作法：把紅茶包和生薑一起放入杯中，用90℃以上的水沖泡，等稍溫涼後，放入蜂蜜。

提醒：如果喝下後感覺到肚子有灼熱感時，要考慮減少生薑的用量。

上述作法是加蜂蜜，能幫助排毒。另外一種作法是加紅糖，這個是比較滋補的。姐妹們可以根據自己的口味和需要選擇，一天喝2杯，不要空腹喝，吃完飯後喝，這樣胃才不會受不了。

拒絕這些食物，讓寶寶健康、媽媽苗條

帶孩子確實辛苦，每天有忙不完的事。不過，要說光帶孩子就能瘦下來的話，這也是因人而異吧！我認為最主要，還是取決於飲食方面，這才是減肥的根本，在節食的同時，把帶孩子當作運動，這是很理想的方法。做了母親，

的確不敢像以前那樣在吃的方面隨便打發掉，因此我愈來愈注意健康的飲食。

我在網路上查過很多資料，發現有些食品既容易引起發胖，而且會讓產婦們早衰、寶寶發育不良，以下就是忌食的食品黑名單：

❶ 油炸食品：如油條、炸雞腿這些油炸食品進入我們的身體後，會對人體內的系統以及維生素等產生極大破壞作用，並加速衰老。進入寶寶身體，會讓寶寶虛胖，同時體質變差。

❷ 醃製食品：如罐頭、鹹菜、醃蘿蔔、泡菜等，在醃製食物時，容易使加入的食鹽轉化成亞硝酸鹽，它在體內酶的催化作用下，易與體內的各類物質作用生成亞胺類的致癌物質，人吃多了易患癌症，並促使人體早衰。

❸ 含鉛食品：如不合格的松花蛋、爆米花、爆蠶豆、爆年糕片、罐裝食品或飲料等。鉛會引起寶寶記憶力衰退、癡呆症、智力發育障礙等。如果攝入鉛過多，不僅易使媽媽患癡呆症，而且還會使臉色灰暗，提早衰老。

❹ 酒精飲料：酒精飲料會使肝臟發生酒精中毒，而致使發炎腫大，導致身體出現很多毛病。

【明星教你瘦身】
翁虹產後減肥小祕訣

祕訣 1：熱瑜伽

雖然瑜伽對於瘦身的幫助沒有那麼明顯，但由於動作的伸展吐納，可以幫助恢復身體狀態。特別是其中許多動作與產後恢復的姿勢類似，可以幫助放鬆肌肉，維持子宮健康。尤其對產後怕寒的體質來説，熱瑜伽是不錯的選擇。

祕訣 2：塑身保養品

皮膚在懷孕時受到拉扯，產後在肚子、大腿和臀部等位置，都容易有妊娠紋產生。

所以，產後擦瘦身霜，可以幫助身體局部的塑形和恢復肌膚緊實。

推薦運動：小器材訓練

❶站立，上身前傾，雙手各執 1 小啞鈴（或 1 瓶水）。

❷吸氣時雙臂微屈用力、向上抬，呼氣時收到胸前。

如何去除妊娠紋？

關於妊娠紋，可能是我以前太胖了，以至於我懷孕的時候，肚子上都沒有妊娠紋，倒是現在肚子上還留有以前肥胖時留下的肥胖紋。妊娠紋的發生與體質有關，不是每個孕婦都會有，而妊娠紋的嚴重程度也會因人而異。

妊娠紋多見於腹部，其實我們在生產前，就可以做一些預防的，比如少吃甜食與油炸品，營養均衡。還有很重要的，要控制體重的增長，懷孕時每個月的體重增加最好不要超過2公斤。如果已經有了妊娠紋，記得多做些溫和適度的按摩。最好先抹一點按摩霜，保持肌膚滋潤，手法要夠溫柔，避免過度強烈的拉扯。

如何恢復生產前平坦的小腹？

大多數產後媽媽在最初的日子，腹部看起來像懷孕幾個月時一樣大，這是因為子宮依然脹大，沒有完全恢復的緣故。所以不要著急，這是正常的，急不得。經過3個月到1年半的時間，子宮才會漸漸復原。

不過，由於產後腹部肌肉鬆弛很嚴重，如果不經過鍛鍊，腹壁肌肉的彈性不能復原，以後想再消去小腹，就會更難了。所以產後一個月，要盡快鍛鍊腹部肌肉，一定要做美腹操。我自己看了很多恢復腹部肌肉彈性的體操，但覺得很多都太難，試了一些覺得沒什麼用。

最後，我總結了兩種最簡單，又比較能見效的。一種是仰臥床上，兩膝關節屈曲，兩腳掌平放在床上，兩手放在腹部，進行深呼吸運動，肚子一鼓一收。另外一種是手放在身體兩側，兩腿盡量向上蹺，蹺起來像蹬自行車一樣兩腳輪流蹬，直到兩腿酸軟為止。

和產後的大象腿說再見

生完寶寶後，發現自己的大象腿又來了。我沒有特別的方法，就是多走走，多推著寶寶的小車去散步，一段時間下來，不知不覺便發現大象腿慢慢變瘦了。

如果覺得這樣還不夠快的姐妹，我推薦一位朋友的方法。她減 4 公斤的方法如下：

「我生完孩子後，大腿就變得很大，都沒辦法穿緊身

褲，所以就用了一種辣椒的減肥按摩油。雖然用的時候很熱、很辣，但效果很好。就是在洗澡後，輕輕地在你覺得胖的地方抹油，按摩片刻，用保鮮膜包起來，再適量運動，讓腿出汗；也可以用手拍打，也可以用在腹部上。下面是幾個瘦腿和瘦小腹的動作，很簡單。我試過，效果不錯。」

❶仰臥抬腿：30 次一組，做 4 組。

❷收臀：做這動作兩腿要分開，兩手平放在身體兩邊，把腰抬起來，也是做 4 組。

❸側臥：一隻手支著頭，一隻手扶床，做側抬腿。注意，腳尖向下，腳跟向上，另一條腿蜷曲起來。速度不要太快，慢些，不要猛地把腿抬起來。如果做完，臀部側面不酸，你就沒做對。這個動作每條腿做 20 次，最後一次要先抬起來停一下，再換另一條腿，也是做 4 組。

❹放鬆：側抬腿做完時，用手輕輕地拍拍酸疼的地方，放鬆肌肉。不是全做完才拍，要做完 20 次就拍，再換另一條腿做側抬腿。

其實這些都很簡單，貴在堅持。我因為喜歡穿漂亮衣服，所以很想達到沒生寶寶前的樣子，效果還是很好的，基本上也沒什麼不良反應。希望對產婦有幫助。

旖旎致讀者：減肥沒有失敗的，除非你放棄

一提起減肥這個話題，永遠有說不完的話！曾經歷過多次的成功與失敗，幾年來我走過的減肥之路，現在回想起來倒像是一場夢，也許這個夢有點長，但從夢中醒來的自己卻變瘦了，這是太讓人高興了。自己的付出總算有了回報，哪怕只是成功了一點點，還沒有達到自己理想的目標，但肉不是一天長出來的，當然也不能指望著一天全部減下去。

希望胖友們能早日瘦下來，因為我太理解胖的心情了。當初的我就和現在的你們是一樣的，肥胖帶給我很大的壓力，自己也很自卑，怕別人看自己笑話；其實，你可以把這些當作自己減肥的動力，相信能幫助你更有信心瘦下來。只要你堅持下去，一定行的！

減肥貴在堅持，也許時間會長一點，但到最後，你也會有一個可喜可賀的成果；儘管比較殘酷的，有時候會放棄很

多的美食，但最後甩掉身上的肥肉，還是很值得的。相信你也一定可以。加油吧！

其實我也沒有高招，說到底，減肥的方法只有一個，無論你用什麼方法，只要堅持下來，就一定可以瘦，時間可以說明一切。減肥沒有失敗，除非你放棄！

為什麼想減肥成功，一定要運動？

❶ **氧化脂肪**：運動的總體效果是優先促進脂肪的氧化（而不是碳水化合物的氧化），脂肪是我們減肥要殲滅的最終敵人！

❷ **燃燒脂肪**：較長時間的運動，能增強肌肉切換到優先使用脂肪（而不是葡萄糖）狀態的能力，使體內的脂肪真正開始「燃燒」起來。

❸ **消耗糖原**：運動引起了更大的糖原消耗，預防了糖原的過度累積，從而阻止身體進一步變胖。

❹ **消耗熱量**：運動所引起新陳代謝的巨大變化，在運動時和運動後都會發生。也就是說，不僅僅是運動時會消耗更多熱量，運動後一定時間內，就算你一動也不動，身體也會消耗掉比原來更多的熱量。

❺有效減重：在減少脂肪細胞體積方面，運動可比節食
　要有效得多了。透過運動，最多可以使原來脂肪細
　胞減輕到原來重量的 1/5，而透過節食，只能減到原
　來重量的一半。

❻維持瘦體質：運動是維持和改善瘦體質最主要的途
　徑。瘦體質【即無脂體質（fat free mass, FFM）】
　代表了絕大部分代謝活躍的組織，能幫助減肥者較順
　利地減少脂肪量。研究表示，每天損失的瘦體質不
　能超過 15%，否則就會引起一連串健康問題。

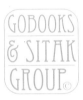